JN120919

「からだを測る －健康管理機器の仕組みと働き－」 1刷　正誤表

2020年3月23日

ページ	行目	誤	正
ⅲ	下から10行目	～は, 自作した真空管アンプを使い, 生体から電気信号が出ていることを発見しました。	～は, 自作した機器を使い, 心臓の鼓動による電気信号を検出することに成功しました。

からだを測る

健康管理機器の仕組みと働き

澤野井　幸哉

志　賀　利　一

電気学会

ま　え　が　き　||||||||||||||||||||||||||||||||||||||||||||||||||

　近年，世の中には「からだを測る」機器が多く見られるようになりました．たとえば，血圧計は日本において，テレビと同じようにほぼ全国の家庭に普及するに至っています．しかし，血圧計は厚生労働省の認可を受けた医療機器であり，テレビなどの家電品とは違う特徴があります．

　昔は病院で血圧を測るのがあたりまえでした．医師が聴診器を腕にあてて水銀柱を見ながら測るのは病院での診療を代表するような光景でした．現在では，血圧計は電子化・自動化され，一般家庭にもあり，日常生活の中で測るのが当たり前になっています．さらにそれに伴い，多くの重要な医学研究が行われ，その結果として近年では，家庭で測った血圧値と病院で測った血圧値に違いがある場合には，家庭で測った血圧値を優先して診断に使うことが学会でも認められるようになっています．このようにからだを簡便に家庭で測る技術は世の中を大きく変え，医療を変えてきているのです．

　一方で，医療機器というと，CT（コンピュータ断層撮影；Computed Tomography）や MRI（核磁気共鳴画像法；Magnetic Resonance Imaging）など高度な技術を使った病院の中にある機器を連想する人も多いかと思います．これらは確かに現在の医療にとって，必要不可欠な機器になっています．しかし，一般の人にとっては病院の中にある少し遠い存在ではないでしょうか．

　医療機器の技術が発達しているにも関わらず，簡単に測れそうに思えても意外と測れないものがあります．たとえば，歩行速度を手軽に測る

まえがき

ことや，摂取している食物の栄養成分・塩分量など生活習慣病に密接に
関係する指標などがそれにあたります．もちろん GPS（グローバル・
ポジショニング・システム；Global Positioning System）や高度な生化
学分析器などを使えば測れるかもしれませんが，日常生活の中で誰でも
手軽には測れません．このように高度技術を駆使した医療機器がある一
方で，生活に密着した重要な量が測れないということもあるのです．

　では，生活に密着した重要な量とはどういうものでしょうか．それに
はいくつかの要件があります．まずは，常に時間変化していることで
す．あまり変化しないものであれば，病院にある高度な機器で精緻に
測ったほうがよいでしょう．しかし，常に時間変化しているのであれ
ば，もちろん病院の中だけでは測ることはできません．さらに重要な点
は測った指標が持つ意義です．つまり誰の何のために使われるのか，と
いうことです．血圧であれば，高血圧であるのかどうか，薬が効いてい
るのか，などの判断に対して，家庭で測った血圧値が医療にとって重要
な意義を持つのです．

　また，対応方法があることも重要です．体重が重ければダイエットな
ど生活習慣を変えることで改善できます．血圧が高ければ食塩を控えた
り，高血圧と判断されれば降圧剤という薬を服用して改善が可能です．
このような観点から，生活に密着した健康に深く関わる重要な量を考え
て，その量を簡便に家庭で測ることができるようにする技術を開発する
ことが非常に重要になると考えられます．

　生体センシングとは　からだを測るとはどのような技術でしょう
か．一般には，これを生体センシング技術といいます．我々が実際に測
ることができるのは，基本的に圧力・温度・電気抵抗などの物理量で
す．それに対してからだに関する測定量は，血圧・体温などのいわゆる
生体指標ということになります．つまり，からだを測るための生体セン
シング技術とは，測定可能な物理量を生体指標に変換する技術というこ

とになります．たとえば，血圧計測は，圧力センサで得られた圧力という物理量を血圧値に変換することであり，歩数計測は，加速度センサで得られた加速度という物理量を歩数に変換するということになります．

何を測るのか　ここで問題になるのは，何を測ったらよいかということです．技術者は，この方法を使えば測れるので測ってみたい，ということがしばしばあります．それは生体センシング技術を考える場合には必ずしも正しくありません．まず，測ることにより医学的に，あるいは健康にとって，意味があるのかを考える必要があります．もちろん初めからそれはわからない場合が多いと思いますが，ここで必要なのは医学的な重要性を考えて仮説を立て，その正しさを確認するために測る方法を開発するということです．未知なるものを知るためには測ることが必要だからです．これが生体センシング技術において非常に重要なポイントとなります．これこそが，いわゆる工学と医学をつなぐということになるのです．

一方では，生体を知るために工学技術を応用して新しい発見につながり，医学を変革する新しい機器の実現につながる場合もあります．その具体例の一つが心電計です．心電計の発明者といわれるオランダの医学者アイントーフェン（Willem Einthoven, 1860～1927）は，自作した真空管アンプを使い，生体から電気信号が出ていることを発見しました．それが心電計の始まりということになるのですが，初めから心電計を開発しようとしていたのではないと思います．生体から電気信号が出ているのではないか，という未知なる仮説を確かめるために工学技術を応用した結果といえます．

これらの原点にあるのは，やはり不思議さを感じる感性でしょう．心臓はどうやって動いているのだろう，筋肉はどうやって伸び縮みするのだろう，といった疑問が生体での電気現象を計測してみるということに至ったのかもしれません．常に「なぜ？，どうやって？」という発想を

持つことこそ科学技術を進化させる原動力なのです.

　本書は，まず身近にあるからだを測る機器の中に，どのような技術が使われ，それがどのような背景の中から開発され，その本質的価値がどこにあるのかを知っていただくことを目的としています．特に，医療・看護の現場で活躍されている方々にも役立つ内容を豊富に盛り込んでいます．同時に，若い人たちが本書を通じて一人でも多くの人に健康にかかわる科学・技術の世界に興味を持っていただくとともに，これらの分野を志してもらえれば幸いです.

　2020 年 1 月

志 賀 利 一

目　　次

目　次

第1章　体温を測る

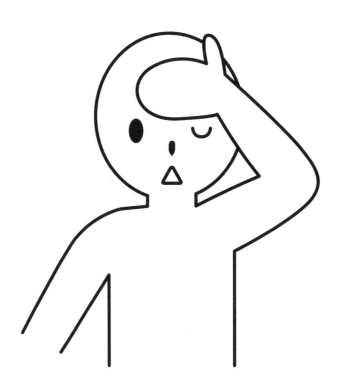

─── はじめに ───

　体温は，私たちの身体の状態を定量的に知ることができる最も身近な値です．40 年ほど昔，家庭で測る主な生体情報といえば体温でした．体温は生体情報を計測するさきがけといえます．病院や家庭での体温測定に，以前は水銀体温計が使われていましたが，現在では電子体温計が使われています．

　この章では，体温の意味，体温計の歴史，電子体温計のしくみ，体温の正しい測り方を説明します．

体 温 と は

　人の体温は 37℃ 前後の比較的狭い範囲で調節・維持されていますが，この温度範囲に調節・維持されているのは，体の中でも脳や胸部，腹部などの深部臓器といわれる部分だけです．その他の手や足などの体の表層と呼ばれる部分は暑さ・寒さなどの外気温の条件により変動します．深部臓器の温度を核温，手や足などの部分の温度を外殻温とそれぞれ呼び，体温とは前者の核温のことをさします．

　人が生きている間はエネルギーの摂取と利用が行われています．食事

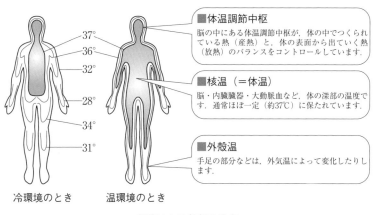

環境による各部の温度

冷環境のとき　　温環境のとき

37°
36°
32°
28°
34°
31°

■体温調節中枢
脳の中にある体温調節中枢が，体の中でつくられている熱（産熱）と，体の表面から出ていく熱（放熱）のバランスをコントロールしています．

■核温　（＝体温）
脳・内臓臓器・大動脈血など，体の深部の温度です．通常ほぼ一定（約37℃）に保たれています．

■外殻温
手足の部分などは，外気温によって変化したりします．

によってエネルギーを摂取し，活動や生命維持によってエネルギーを利用しています．食事によって摂取したエネルギーが，すべて活動や生命維持に利用されているわけではありません．活動や生命維持に利用されなかったエネルギーは，熱として排出されます．これを**熱産生**といいます．利用されるエネルギーと摂取されたエネルギーの比を，**エネルギー変換効率**と呼び，人のエネルギー変換効率は 20〜30％ といわれています．つまり，活動に使用する 3〜4 倍のエネルギーを熱として排出しています．運動をするとき大きなエネルギーを消費するため，その分だけ熱産生も大きくなり，身体の熱が高くなります．一方，運動をやめると身体の熱はしだいに冷めていきます．これは，人が体表面から熱を逃がす機構を持っているからです．これを**熱放散**といいます．熱産生と熱放散がまるでシーソーのようにバランスを取っています．

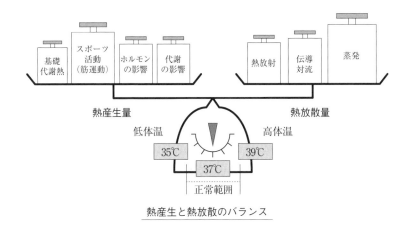

熱産生と熱放散のバランス

　人の体温は，視床下部にある体温調節中枢により一定に維持されています．体温を何度に維持するかという設定温度をセットポイントと呼び，通常は 37℃ 前後に設定されています．体温調節中枢は，実際の体温がこのセットポイントと等しくなるように，熱産生と熱放散を調整しています．熱産生は運動などの身体活動の量によって，また，熱放散は

3

環境温によって，それぞれ大きく変化しますが，人が持っている体温調整反応の働きにより，体温はほぼ一定に保たれています．

☞　**変温動物と恒温動物**

変温動物と聞くと体温の調節をせずに，環境温度に従って体温が変化していると思われていますが，変温動物も体温調節をしています．変温動物の体温調節は**行動性体温調節**と呼ばれ，寒いときには日光浴によって体を温め，暑いときには日陰で体を冷まします．**恒温動物**は自律性体温調節という機能があり，無意識に体温を自動的に調節します．寒いときには自ら発熱し，暑いときには汗をかくなどして熱を放散する機能が働きます．

恒温動物は代謝量が大きいため体内に熱源を持つことができます．変温動物は代謝量が小さいために熱源を体外に求める必要があります．そのため，恒温動物は環境温度の変化に強く，過酷な寒さの環境でも生存が可能ですが，変温動物は環境温度の変化に弱く，過酷な寒さの環境では体温を維持できません．変温動物である恐竜が絶滅したのは，氷河期の過酷な環境に対応できなかったからだといわれています．

人の体温は 37℃ 前後ですが，犬や猫は 38〜39℃，ウサギは 38〜40℃，馬は 37.5℃，牛は 38.5℃，ヤギやヒツジは 39℃，鳥は 38〜42℃ もあります．体温は筋肉量や運動量が多いほど高くなります．動物は人間より運動量が多く，特に鳥は空を飛ぶため，体温が高くなっています．

体温をなぜ測る

体温を測る一つ目の目的は，体調を確認するためです．身体の中に細菌やウイルスが侵入すると風邪やインフルエンザなどの感染症にかかります．このとき，免疫機能が働き，免疫細胞が細菌やウイルスを攻撃します．体温の上昇には，細菌やウイルスの増殖を抑制する作用と免疫細胞の働きを活性化する作用があります．そのため，感染症にかかったとき，体温の設定温度であるセットポイントを上昇させます．これに合わせて体温を上昇させるために，脳から体の各部位に筋肉を細かく収縮させる指令が伝わり，ふるえを生じさせて熱産生します．風邪をひいたと

きに寒気を感じて体が震えるのは，これが原因です．免疫機能によって
感染症が治癒すると，セットポイントは元の 37℃ 前後に戻ります．こ
れに合わせて体温を下げるため，脳から体の各部位に筋肉を弛緩させる
指令を伝え，ふるえを抑えて熱産生を抑えたり，発汗を促して熱放散し
たりします．

　感染症以外でもストレスを受けると発熱する場合があり，これを心因
性発熱と呼びます．これは，ストレスに対処するために交換神経の働き
が活発になり体温が上がるからです．たとえば，人に会う，極度に緊張
する，などの局所的なストレスを受けると高熱が出る場合があります．
また，残業が続いて疲れているなどの慢性的なストレスを受けている
と，微熱が続くことがあります．このような熱を下げるには，ストレス
の原因を取り除く必要があります．

　二つ目の目的は，基礎体温を知るためです．基礎体温とは，活動など
による体温の変化を排除し，生命維持に必要な最小限のエネルギーしか
消費していないときの体温です．基礎体温の変化は女性の排卵サイクル
と深い関連があります．図に示すように，排卵日を境に基礎体温が低温
期から高温期に変化します．ホルモンの分泌が異常になると，二つの状
態に分かれなくなるので，ホルモンの分泌異常が生じたときの推定にも

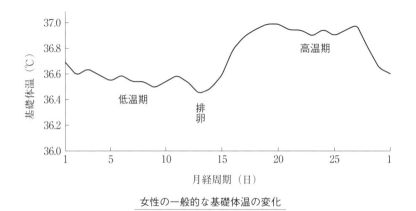

女性の一般的な基礎体温の変化

役立ちます.

体温の調整機能

　身体からの熱放散には，蒸発，対流，熱伝導，熱放射があります．蒸発による熱放散は，皮膚表面で汗が蒸発するときに気化熱が奪われる現象で，これにより体表面の温度が下がります．夏に打ち水をして暑さを和らげることと同じ方法です.

　対流，熱伝導，熱放射による熱放散は，体表面に近い血管に体温によって温められた血液が流れて生じます．身体のまわりにある空気に熱が伝わるのが対流，身体と接触している周囲の物体に熱が伝わるのが熱伝導，赤外線の形で熱を放散するのが熱放射です.

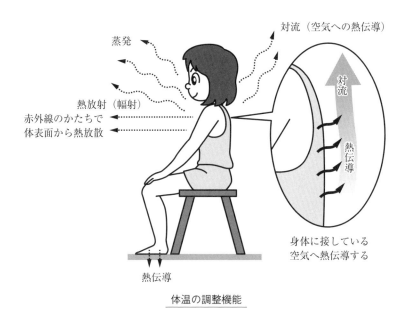

体温の調整機能

　気温が25℃ のとき熱放散に占める割合は，熱放射が67％，対流と熱伝導で10％，蒸発が23％とされており，気温が35℃ のときは熱放射が4％，対流と熱伝導で6％，蒸発が90％とされています[1]．気温が高く

なると体温の調整は汗の蒸発，すなわち，発汗に頼ることがわかります．

　熱放射による体温調整は皮膚に流れる血液の量の調整によります．身体の中で発生した熱は血液によって全身に運ばれます．暑いとき（暑熱時）には皮膚表面に流れる血液を増やします．皮膚は空気と接しているので，血液によって運ばれてきた熱を空気中に逃しています．皮膚は自動車のラジエータと同じ役割をしています．逆に寒いとき（寒冷時）には熱を逃さないよう皮膚に流れる血液の量を減らします．顔や手足が，暑いときには赤く，寒いときには青白く見えるのはこのためです[3]．

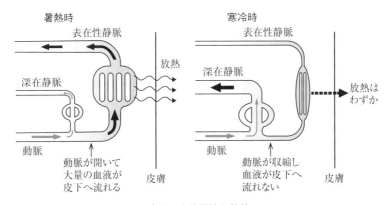

皮下の血流調節と放熱

　体温を一定に保つために汗をかくことを温熱性発汗といいます．発汗はほかにも，緊張や不安によって手のひらに汗をかく精神性発汗や，辛い料理などを食べたときに汗をかく味覚性発汗があります[2]．体温調整のための温熱性発汗は，大脳の視床下部が体温の上昇を感知し，全身に汗をかく命令が出されることで起こります．高齢になると暑いと感じにくくなり，汗をかきにくくなります．そのため体温調整がうまく働かずに，本人が気づかないうちに熱中症になることがあります．

☞　汗っかきが運動競技で勝つ？

　真夏に行われるマラソンや自転車ロードレースなど，競技時間が長く野外で行われるスポーツでは，体温が上がりやすいので体温の調節が成績を左右する大きな要因となります．脱水症状を防ぐために水分摂取はもちろん大切ですが，いかに体温を上昇させないようにするかも大切です．

　気温が体温を超えると，体温を下げる熱放散は発汗による蒸発が主となります．汗をたくさん出せば熱放散量を増やせます．そこで汗を出しやすくする**暑熱順化トレーニング**が行われます．**暑熱順化トレーニング**とは，暑熱と呼ばれる夏の暑い環境においてトレーニングを一定期間行って，汗を出しやすい身体にすることです．2週間の暑熱順化トレーニングによって発汗量が亢進するといった報告があります．特に気温の低い地域の選手が気温の高い地域での競技に参加する際には，開催地近くの気温の高い環境で2週間～1ヶ月ほどの事前合宿を行うことがあります．

　暑熱順化トレーニングはアスリートに限ったことではありません．春から夏にかけて急に気温が上がるとき，暑さに慣れていないためうまく汗をかくことができず，熱中症になる人が多くなります．「やや暑い環境」でウォーキングなどの「ややきつい」と感じる運動を1日30分続けると汗を出しやすい身体になります．

　体重60kgの人が軽いジョギング程度の運動を行うと，1分間で体温が約0.14℃上昇します．もし，熱放散がまったく行われなければ，運動前に体温が37℃だったとすると，20分後には39.8℃になります．人が運動を継続できる体温は40℃前後までといわれていますので，わずか20分間しか運動を継続できないことになります．人がマラソンなど負荷の高い運動を2時間以上継続してできるのは，人の熱放散による体温調整能力が高いからです．

☞　熱中症の予防

　熱放散を行う発汗や皮膚に流れる血液の量は，体内の水分量の影響を受けます．発汗が続き体内の水分量が低下すると，脱水状態を亢進させないためと，少なくなった血液を脳などの重要な臓器へ優先して循環させるために，汗の量や皮膚に流れる血液の量が少なくなります．汗の量や皮膚に流れる血液の量が少なくなると，熱放散機能が低下し熱を体外

に放出できなくなり，**熱中症**をひきおこします．

　熱中症の予防には，脱水状態にならないようにすることが最も重要です．暑い時期の強度な運動などで，汗をたくさんかいたときには，適切な水分摂取が重要です．身体に吸収されやすいように塩分や糖質を調整した水も販売されています．

　人は体温が 40℃ を超えると意識障害が生じ，自らの判断で水分摂取や運動中断ができなくなります．このような状態になる前に，こまめに水分摂取をする必要があります．のどが渇くという状態ではすでに脱水が進行しています．のどが渇いていなくても，定期的に水分を摂取することが理想的です．特に，中高齢者はのどが渇く感覚を感じにくいといわれます．水分摂取のタイミングが遅くなってしまうのが，中高齢者が熱中症になりやすい理由の一因と考えられます．

☞　低体温症の予防

　身体からの熱放散が熱産生を上回ることによって引き起こされるのが低体温症です．登山事故に伴う死因の多くは**低体温症**です．標高 3 000 m 近い山では真夏でも気温は 10℃ 未満となります．標高 1 000 m 程度にある山の登山口の気温に合わせ，軽装で登山を始め，山頂付近で低体温症となる登山者が多くいます．雨や汗によって皮膚が濡れ，その状態で強風にあたると，熱放散量はさらに大きくなります．汗を逃がし，雨を通さない防寒着の着用や，濡れた衣服の着替えなどの装備をきちんと用意する必要があります．

　低体温症になると意識障害が引き起こされるため，服を着替えるなどの体温を維持する行動ができなくなってしまうことがあります．気温 −2℃，風速 20 m/s の吹雪の中に，身体が濡れた状態でいたと仮定すると，1 分間に約 0.5℃ 体温が低下します．平熱が 37℃ の場合，4 分後には体温が 35℃ 以下になり，低体温症による意識障害を引き起こします．低体温症を予防するためには，意識障害が始まる前に適切な対応をする必要があります．

体温は変動している

　感染症などの発熱を伴う病気にかかっているときを除いて，人の体温は 37℃ 前後で安定しています．しかし，運動，食事，睡眠，感情などの要因，気温などの環境，1日の中の時間によっても体温は変動しています．図は1日の体温の変動を示したものです[4]．一般に，朝の4～5時ごろが最も体温が低く，夕方になると徐々に体温が高くなっていき，夜の

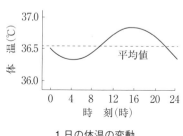

1日の体温の変動

7～8時ごろに体温が最も高くなります．その後，徐々に体温が低くなっていくという変動を示します．この体温の変動を概日リズム，または，サーカディアンリズム（circadian rhythm）と呼びます．

☞　37℃ は平熱？　発熱？

　体温が 37℃ になると発熱していると考えられていました．しかし，これは水銀体温計の 37℃ の数字が赤色で表記されていたために生じた誤った認識です．

　1957年に報告された東京大学の田坂定孝先生の研究[6] によると，

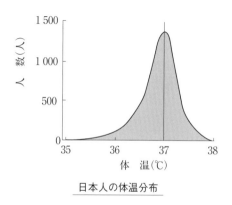

日本人の体温分布

東京都内の 10〜50 歳代の健康な男女約 3 000 人を対象に，午前，午後，また四季を通じて腋で体温を測ったところ，その平均は 36.89℃ ±0.34℃ でした．37℃ はむしろ平熱の範囲内ということになります．

体温測定の歴史 [5]

　世界で初めて体温計を考案したのは，イタリアのサントリオ（Santorio Santorio）とされています．1609 年（1612 年とする説もあります）にサントリオは，同僚の地動説で有名なガリレオ（Galileo Galilei）が発明した気体の熱膨張による温度計に触発され，体温計を作ったとされています．これは，折れ曲がったガラス管の一方を球型に加工し，もう一方を水の入った容器に入れるという単純な構造でした．ガラス球を口に含むと体温によってガラス管の内部の空気が膨張し，ガラス管の中の水位が押し下げられます．その度合いを目盛りで読み，それで体温を測りま

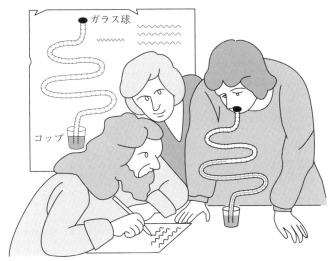

ガラス球を口に含んで体温を測った

サントリオの体温計

11

した.

　1714年，それまでに使用されていたアルコール類を使った不正確な温度計に代わり，ドイツの物理学者ガブリエル・ファーレンハイト（Gabriel Daniel Fahrenheit）が，水銀を使った精度の高い温度計を発明し，これを使って体温は華氏96度であることを見つけました．ファーレンハイトが提唱した温度体系を発明者の名前の中国語読みである「華倫海特」から**華氏**と呼びます．また，名前の一部をとって華氏をFで示しています．

　1858年，ドイツの医学者カール・ヴンダーリヒ（Carl Reinhold August Wunderlich）は図に示すように，病気によって発熱の時間変化や大きさのパターン（これを**熱型**と呼びます）が異なることを報告して，病気の診断には体温の測定が欠かせないものとなりました．カール・ヴンダーリヒが使った体温計は長さが30センチ以上で，体温を測るのに5分間もかかり，取り出すと温度が下がってしまう体温計だった

熱　型	稽留熱	弛張熱	間欠熱
特　徴	1日の日差が1℃以内で，高熱が持続する．	1日の日差が1℃以上で，低いときでも平熱にはならない．	1日の日差が1℃以上で，平熱に戻るときもある．
体温（℃）	40 39 38 37 36 平熱		
主な疾患	白血病，悪性リンパ腫，髄膜炎	敗血症，化膿性疾患，ウイルス疾患，悪性腫瘍	マラリア，薬剤アレルギー

病気による熱型の違い

といわれています．1866 年にはドイツの C. エールレによって水銀体温計が考案され，これを契機に医療分野において体温の測定と体温計が普及することになったと考えられます．

☞ 水 銀 体 温 計

　水銀体温計はガラスの細い管の中に封入された水銀の熱膨張を利用して体温を測ります．水銀がためられている水銀溜りの部分が体温で温まると，水銀が熱膨張しガラス管の中を上っていきます．水銀溜りの出口には水銀の逆流を防ぐ留点（りゅうてん）と呼ばれるガラス管のくびれ部分があり，体温計を取り出して温度が下がっても，水銀は下がらないようになっています．体温を測ったあとは，体温計本体を手で振り慣性力によって水銀を水銀溜りに戻します．

　水銀は環境に与える影響から 2020 年以降は使用できなくなります．日本ではすでに水銀体温計は製造・販売されていません．

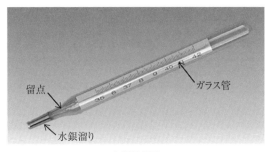

留点　ガラス管　水銀溜り

水銀体温計
写真提供：日本計量器工業㈱

　気温を測る温度計が日本に伝来したのは 1765 年のことです．平賀源内はオランダから輸入された温度計を研究し，1768 年に日本で最初の温度計を作りました．

　体温計が日本に伝来したのは，欧州に留学した医学者たちが 1867 年に水銀体温計を日本に持ち帰ったのがはじまりとされています．国産の体温計は，山崎豊太郎が 1882 年に水銀体温計の製造を始めたのがはじまりとされています．翌 1883 年に柏木幸助も水銀体温計の製造を始めています．

　電子体温計は，アメリカの軍医ジョージ・パーキンス（George T Perkins）が1970年に考案し，アイオワ州で発売したのがはじめとされています．日本では，オムロンヘルスケア社が病院向けの電子体温計を1972年に開発し，1980年代に入って家庭向けの電子体温計が各社から発売され普及し始めました．

電子体温計のしくみ

　体温は，自分自身でも「熱っぽいな」と感じたり，子供の額に手をあてて熱があるかないかを確認したりする，最も身近な生体情報です．また，感染症の診断に最も有用な指標でもあります．より簡単に，より短時間で，より正確に体温を測定できる技術が日々進歩しています．

　図は電子体温計がどのような構成になっているかを示したものです．電子体温計には温度を検出するセンサの違いでサーミスタ方式と赤外線方式があります．いずれの方式も構造は同じで，温度を検出するセンサ，測定した体温を示す液晶表示部，測定の開始を入力する操作スイッチ，測定の完了を知らせるブザーと，これらを制御するコンピュータから構成されています．電子体温計は熱の伝わり方のうち，サーミスタ方式は熱伝導，赤外線方式は熱放射，の原理をそれぞれ使って体温を測ります．

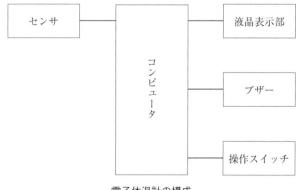

電子体温計の構成

1. サーミスタによる体温測定

サーミスタは熱によって抵抗値が変化する素子です．電子体温計では，サーミスタが測温部と呼ばれる体温計の先の部分に埋め込まれています．身体から伝わってきた熱で測温部が温まるとサーミスタの抵抗値が変化します．その変化をコンピュータで測定し，温度に変換して表示します．

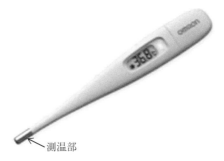

腕<ruby>腋<rt>わき</rt></ruby>の下や口の中で測る水銀体温計や電子体温計は，熱伝導の原理により体温を測っています．体温計を腋にはさんだとき，温度の高い身体から温度の低い体温計へ熱が伝わ

測温部

サーミスタ方式の電子体温計
写真提供：オムロンヘルスケア㈱

ります．伝わった熱を測って体温を測ります．正確な体温を測るためには，体温と体温計の温度が同じになるまで待つ必要があります．このためには測定部位にもよりますが5〜10分の時間がかかります．

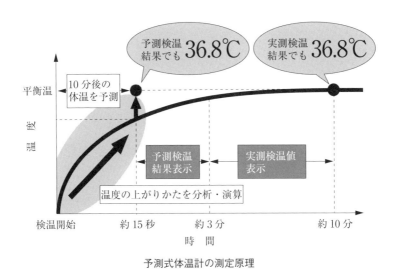

予測式体温計の測定原理

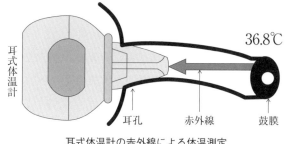

36.8℃

耳式体温計

耳孔　　　赤外線　　　鼓膜

耳式体温計の赤外線による体温測定

　この問題を解決するため，短時間で体温を測る技術として予測式体温計があります．この体温計では，体温を測るセンサで検出される温度から，数多くの人の体温上昇曲線のデータをもとに，体温を予測して表示します．予測する方式によって時間は変わりますが，15秒前後で体温を予測できます．

2.　赤外線による体温測定

　電子体温計の中でも，耳で測る耳式体温計や，身体に触れずに測る非接触体温計は熱放射の原理で体温を測っています．人に限らず温度を持つ物体はすべて赤外線を放出しています．物体の温度によって変わる赤外線の量を測って温度を測ります．この方法では，数秒で体温が測れます．

　赤外線による体温測定では，サーモパイルという温度を電圧に変換する素子を使って赤外線の量を測ります．サーモパイルが組み込まれたセンサ部を額や鼓膜に向けると，それらの表面から発生する赤外線の量が電圧に変換されます．コンピュータで電圧を測定し，それを温度に変換して体温を表示します．

　サーモパイルは複数の熱電対を直列または並列に接続したものです．熱電対はゼーベック効果と呼ばれる現象を利用しています．発見者の名前をとってつけられたゼーベック効果とは，二つの異なる金属をつな

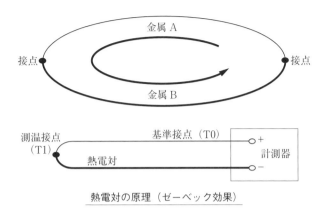

熱電対の原理（ゼーベック効果）

ぎ，両方の接点に温度差を与えると金属の間に電圧が発生し電流が流れる現象です．熱電対は，2種類の金属の接合部である測温接点（T1）と基準接点（T0）の温度差によって発生する電圧を測定します．

耳で体温を測る場合，体温計のセンサが鼓膜の方向に向いている必要

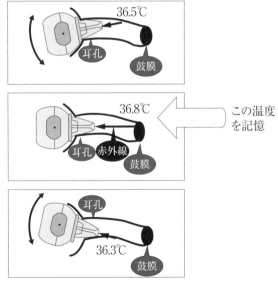

鼓膜の温度を正しく測定する工夫

がありますが，センサが正しく鼓膜の方向に向いているかは，外からは
わかりません．そこで，体温計のセンサを耳の穴（耳孔）に入れたあ
と，体温計を手で左右にふります．そのときに計測される最も高い温度
を体温として確定することで，正しい体温を測る技術も開発されていま
す．

体温を測る場所

　体温を測る場所としては，口の中，腋の下，直腸，耳，があります．
測定場所によって体温が異なります．

1.　口　　の　　中

　舌の下に体温計をはさんで体温を測ります．身体の中心部の核温に近
い体温を測定できます．体温が測れるまで5分以上かかります．アメリ
カやヨーロッパの一部では口の中で体温を測る方法が主流で，個人がめ
いめいに自分の体温計を持っている地域もあります．基礎体温は口の中
で測るのが原則です．

2.　腋　　の　　下

　腋窩と呼ばれる腋の下のへこみに体温計をはさんで体温を測ります．
体温が口中よりも，やや低く測定される傾向にあります．体温が測れる
熱平衡状態になるまで10分以上かかります．病院などの公共の場所で
体温計を共有する場合に，衛生面を考慮して多く使用されています．日
本では家庭でも一本の体温計を家族全員で使用することが多いため，腋
の下で測るのが主流です．

3.　直　　　　　腸

　肛門に体温計を挿入して体温を測ります．口の中よりさらに身体の中
心部の核温に近い体温が測定できます．体温は口の中や腋の下よりやや
高く測定されます．体温が測れるまで3〜5分かかります．外気温によ
る影響を受けにくく正確性が高い特徴があります．正確に体温を測定す

18

るには体温計を 6 cm 以上直腸へ挿入する必要があります．違和感や羞恥心から，意識がある人には使用しにくく，死体の検視や，生命の危機にある重度の高体温，あるいは，低体温の人を診察するときに使用されます．

4．耳

赤外線方式の電子体温計を耳の穴（耳孔）に挿入して，鼓膜からの赤外線を測ります．数秒で瞬時に体温が測れる特徴があります．脳の温度に近い体温が測定できます．体温は腋の下よりやや高く測定されます．

体温の正しい測り方

正しく体温を測る方法を説明します．

口の中や腋の下で測る場合，測る場所によって温度に微妙な差があります．温度が最も高い場所で測る必要があります．測る場所をいつも同じにしておくことも重要です．

測るタイミングも重要です．運動や入浴，飲食から 30 分以上経過してから測ります．起床後に測る場合は，起きて動き出す前に測るか，動

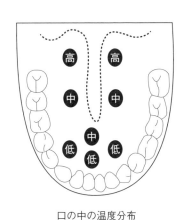

口の中の温度分布

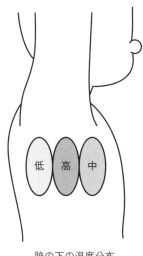

腋の下の温度分布

19

き出してから 30 分以上経過してから測ります．

　つぎに，測定する場所に従って正しい測り方を説明します．

1.　口　　の　　中

　　①　舌のつけ根の左右どちらかに体温計をあてます．

　　②　舌で体温計を押さえて口を閉じます．

　　③　体温計がずれないように手で支えます．

　　④　体温を測っている間は，口を開かず，口での呼吸をしません．

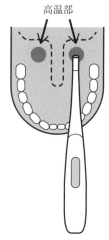

舌のつけ根の左右のいずれかに体温計をあてる

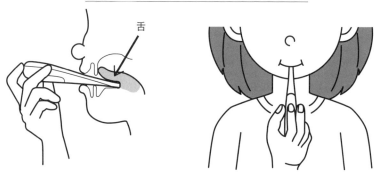

口の中での体温の正しい測り方

2. 腋 の 下

① 腋の中心に体温計をあてます．

② 体温計を下から少し押し上げるようにして，腋をしっかりしめます．

③ 腋と体温計が密着するように腕を軽く押さえます．

腋の下が汗ばんでいるときは，汗をきれいにふいてから測ります．

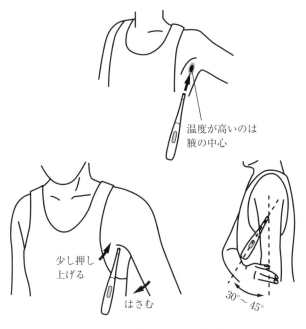

温度が高いのは
腋の中心

少し押し
上げる

はさむ

30°〜45°

腋の下での体温の正しい測り方

3. 耳

体温計のセンサ部分を鼓膜方向へ，できるだけ深く入れて測ります．
耳垢があると正しい体温が測れないため，きれいにしてから測りま

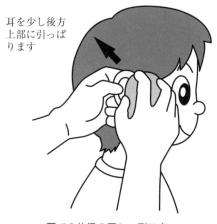

耳を少し後方
上部に引っぱ
ります

耳での体温の正しい測り方

す.

電子体温計の進展

1970年代に電子体温計が発売されて以来，体温計はさまざまな進歩を遂げてきました.

1. 正確な測定の実現　—腋はさみこみ検知機能—

腋で体温を測る場合，体温計を腋の下にしっかりとはさみこむ必要があります. 子供の体温を測っているとき，体温計がしっかりとはさみこめているかは外からはわかりづらく，体温が正しく測れないことがありました.

そこで，体温計の腋にはさまれる部分に電極を設け，腋にはさまれたときと，隙間があいているときに検出される静電容量の変化により，腋にしっかりとはさまれているか検知する機能が開発されました.

2. 使いやすさの向上

体温計の腋にはさむ部分は硬く曲がらないため，赤ちゃんや小さな子供の体温を測るときにはうまくはさむことができないことがありまし

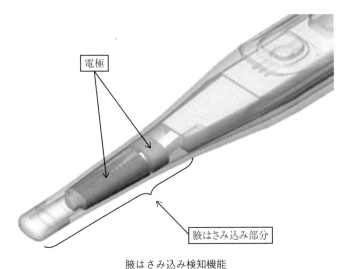

腋はさみ込み検知機能
写真提供：オムロンヘルスケア㈱

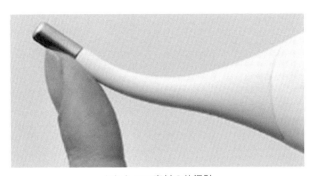

やわらかい素材の体温計
写真提供：オムロンヘルスケア㈱

た.

　腋に挟む部分にやわらかく曲がるゴム素材を採用し，腋の下のカーブに沿うようにしなやかに曲がるようにして，赤ちゃんや小さな子供でも体温が正しく測れるようになりました.

第 2 章　血圧を測る

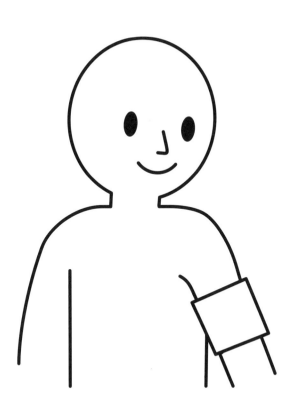

─── はじめに ───

　血圧は，私たちの身体の状態を定量的に知ることができる値の一つです．電子血圧計のおかげで，家庭でも正確に血圧が測定できるようになり，家庭で毎日測ることも推奨されています．電子血圧計はスイッチを押すだけで最高血圧，最低血圧，脈拍数が表示され，手軽に血圧が測定できます．

　この章では，血圧の意味，血圧計の歴史，電子血圧計のしくみ，血圧の正しい測り方を説明します．

血　圧　と　は

　人は，日頃何気なく歩いたり，身体を動かしたり，また，物事を考えたりしています．このように腕や足，脳などを動かすためには酸素とエネルギーが必要です．身体を動かすと，二酸化炭素などの体には不要な老廃物と呼ばれるものも発生します．生命活動に必要な酸素とエネルギーを身体の隅々まで送り，そこで発生した老廃物を回収する働きをしているのが血液です．血液は心臓から送り出され，体中へ酸素とエネルギーを届け，老廃物を回収して腎臓で尿として排出し，肺で二酸化炭素と酸素を交換しています．

　血液が流れている血管には動脈と静脈があります．心臓から送り出された血液は動脈を介して体の隅々へ送られていきます．心臓から出たところが最も太い大動脈で，体の隅々へいくに従って動脈，細動脈，毛細血管と細くなっていきます．大動脈の直径は 2.5〜3 cm くらいありますが，毛細血管の直径は 0.005〜0.02 mm くらいです．身体の隅々まで届けられた血液は静脈を介して心臓へ戻ってきます．静脈も同じように体の隅々では細く，心臓に近づくにつれて細静脈，静脈，大静脈と太くなっています．

　これら動脈と静脈を合わせた血管の総延長は約 10 万 km にも及びます．地球の周囲長は約 4 万 km なので，地球を 2 周半する長さの血管が体中をめぐっているのです．

　血圧とは，心臓から送り出される血液の流れが血管の壁を押す圧力のことです．一般に，血圧といえば動脈，特に上腕動脈における圧力のことをいいます．心臓は収縮して血液を身体中に送り出し，拡張して身体中を巡ってきた血液を取り込んでいます．心臓が収縮して血液が送りだされるときの血圧を**収縮期血圧**または**最高血圧**，心臓が拡張して血液を取り込むときの血圧を**拡張期血圧**または**最低血圧**と呼びます．

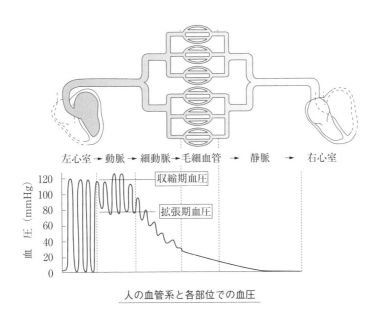

人の血管系と各部位での血圧

　血管には常に高い圧力がかかっていますが，身体の場所により血圧が異なっています．心臓から出た直後の大動脈における血圧が最も高くなります．動脈での血圧は大動脈での血圧と大きな差はありませんが，細動脈で急激に低くなり，毛細血管では 30 mmHg 以下まで低くなります．静脈ではさらに低くなり，大静脈でほぼ 0 mmHg となります．皮膚に近いところを静脈が，皮膚から深いところを動脈が，それぞれ走っています．すり傷などの軽いけがをしても血液が吹きださないのは，血圧の低い静脈が傷ついて出血するからです．

☞　**動物の血圧と脈拍数**

血圧は人間以外の動物にも当然あります．身体の大きな動物ほど体中に血液を送りとどけるのに高い血圧が必要では，と考えますが，意外にも一部の例外を除いて哺乳動物の血圧はほぼ同じです．最高血圧の平均値で比べてみると，ウサギ 110 mmHg，イヌ 112 mmHg，ネズミ113 mmHg，ヒト 120 mmHg，ウシ 160 mmHg，ブタ169 mmHg，ネコ 171 mmHg，カンガルー 122 mmHg です．このように身体の大きさと血圧とは関係ないと考えられます．

しかし，キリンほど極端に身体が大きくなると別です．キリンは首が長く，頭と心臓の高さの差は約 2 m にもなります．頭へ血液を送りとどけるために高い血圧が必要となり，最高血圧は 260 mmHg にもなります．動物の中で一番血圧が高いのは七面鳥で，最高血圧は 300〜400 mmHg もあるといわれています．七面鳥は脂肪分の高いエサを食べているため，血液がドロドロになっています．ドロドロの血液を身体中に送りとどけるために高い血圧が必要になります．

脈拍数は血圧と異なり，身体の大きさに関係しています．身体が小さい動物ほど脈拍数は速くなります．たとえば，ヒトの脈拍数は 1 分間に 60〜70 回ですが，身体が小さいハツカネズミは 600〜700 回にもなります．逆に，身体が大きい象では約 20 回，クジラでは約 3 回程度です．

血圧測定の歴史 [1]

人々は血圧の測定や血液の循環について大昔から注目していました．

紀元前 3000 年ごろのエジプトのパピルスには，身体のいろいろな場所に手を置いて脈を診たことが記載されています．紀元前 2600 年ごろの中国最古の医学書と呼ばれる─黄帝内経<ruby>黄帝内経<rt>こうていないけい</rt></ruby>─にも脈についての詳しい記載があり，塩分のとり過ぎによる脈の変化の記載もあります．これがおそらく塩分のとり過ぎを高血圧に

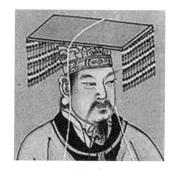

黄　帝

関連づけた，最も古い文献の一つと考えられます．血液の循環について
は紀元前 3000 年ごろにはすでに気づかれており，また病気との関連も
注目されていたようです．

　血圧を最初に測定したのは，イギリスの牧師であるステフェン・ヘー
ルズ（Stephen Hales, 1677-1761）といわれています．18 世紀の初め
にヘールズは，馬の首のつけ根にある頸動 脈^{けいどうみゃく}に真 鍮^{しんちゅう}の管を刺し，この
管と垂直に立てたガラス管をガチョウの気管で接続し，ガラス管を昇る
血液の高さを血圧として測定しました．ガラス管の高さは約 3 m 必要
だったとされています．ヘールズは，最高血圧と最低血圧の間で血液の
高さが変化することも記録しており，血圧の変動によって血液の高さが
大きく変わることも記録しています．しかし，血液は空気に触れると固
まるため，長時間の血圧測定は不可能だったと思われます．

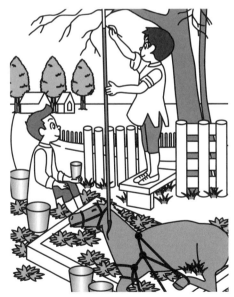

横に寝かせた馬の首の血管にガラス管を刺し，その中を昇る血液
の高さを記録しています．
ヘールズによる馬の血圧測定

　ヘールズが行った血圧の測定方法
では，3 m ものガラス管を垂直に立
てる必要があるため，室内で測定す
ることはできません．この問題を解
決するために，血圧の測定に水銀柱
が使用され始めました．初めて水銀
柱で血圧を測定したのは，当時学生
であったジャン・ポアズイユ（Jean
Leonard Marie Poiseuille，1799-
1869）です．ポアズイユは，ヘール
ズが使用した 3 m 以上のガラス管
の代わりに水銀を満たした U 字管

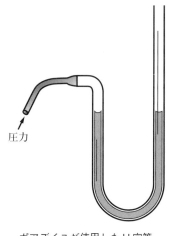

ポアズイユが使用した U 字管

を血圧測定に使用しました．犬などの動物の動脈に刺したカニューレと
呼ばれるガラスや金属などでできた管と，水銀が満たされた U 字管と
を接続し，血圧によって上昇する水銀の高さを血圧として測定しまし
た．これが，現在の血圧の単位として使用されている「mmHg」の起
源です．血圧の単位である「mmHg」は，高さを表す単位の「mm」と
水銀の元素記号である「Hg」が組み合わさってできています．水銀は
普通の状態で液体であるという非常に特殊な金属です．同じ体積の水と
水銀の重さを比べると，水銀は水の 13.5 倍あります．したがって，水
銀を 1 mm 押し上げる圧力である 1 mmHg は水を 13.5 mm 押し上げる
ことができます．たとえば，健康な人の最高血圧はおおよそ 120 mmHg
ですが，これを水の高さに置き換えると 120 mmHg×13.5 mm＝
1 620 mm の高さまで水を押し上げる圧力になります．ポアズイユは，
血液が空気にふれても固まりにくくする薬も使ったとの記録も残ってい
ます．

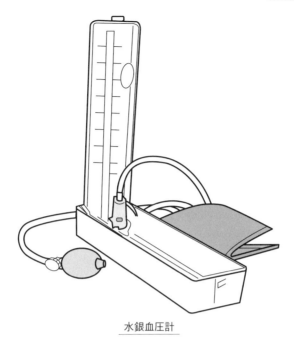

水銀血圧計

　現在，血圧は，帯状の布製の袋に風船のように空気を入れて膨らむ空
気袋を入れたものを上腕などに巻き付け，空気袋に空気を送り込んで動
脈を圧迫することにより測定しています．この帯状の布の袋と空気袋が
合わさったものを，カフ（cuff）または腕帯（わんたい）と呼びます．

　カフによる血圧測定を最初に行ったのは，イタリアのトリノ大学病理
学教授のシピオーネ・リヴァロッチ（Scipione Riva-Rocci, 1863-1937）
です．リヴァロッチは，カフに水銀血圧計と空気袋に空気を送り込むた
めのゴム球を接続し，そのカフを上腕の中央に巻き付けました．親指の
つけ根の手首で脈がふれるところにある橈骨動脈（とうこつ）で脈を診ながらカフに
空気を送り込み，脈がふれなくなったときのカフ内の圧力であるカフ圧
を水銀血圧計で読み取り最高血圧としました．リヴァロッチが使用した
カフはその幅が約5cmと狭いものを使っていました．後で述べます
が，カフの幅が狭いと，カフ圧が動脈まですべて伝わらないため，最高

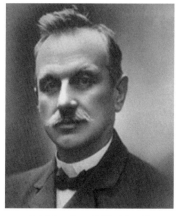

シピオーネ・リヴァロッチ

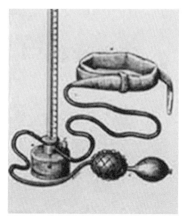

リヴァロッチが使用した血圧計

血圧が実際より高く測定されていました.

　図のように，病院などで医師や看護師が聴診器を使って血圧を測定することがあります．この方法を聴診法と呼びます.

　聴診法の基礎を築いたのはロシアの外科医のニコライ・コロトコフ（Nikolai Sergeyevich Korotkov, 1874-1920）です．1905年，コロトコフは上腕にカフを巻き，その下側に聴診器をあて動脈の音を観察しまし

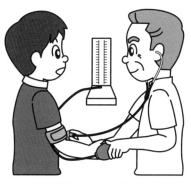

聴診法による血圧測定

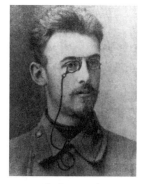

ニコライ・コロトコフ

た．カフ圧を最高血圧より高くし動脈を完全に閉じたあと，徐々にカフ圧を下げていくと，あるカフ圧で音が聞こえ始めます．さらにカフ圧を下げていくと最終的に音が聞こえなくなります．この動脈から聞こえる音をコロトコフ音，または，K 音と呼びます．この，コロトコフ音が聞こえ始めるときのカフ圧が最高血圧，コロトコフ音が聞こえなくなるときのカフ圧が最低血圧になります．病院で医師や看護師が血圧を測定するときには，聴診器を使ってコロトコフ音を聞きながら血圧を決定しています．

　コロトコフ音が発生する理由はさまざまな考え方があります．カフの圧力によって閉じられていた動脈が，カフ圧が下がることによって徐々に開き始め，血液が流れだすとき血液の流れに乱れが生じ，それによって音が発生する，というのが最も有力な考えとされています．コロトコフ音の発見から 100 年以上たった現在でも，その正しい理由はわかっていません．技術が進歩した現在においても，100 年以上前に発見されたコロトコフ音による血圧測定が行われており，それが高血圧診療の基準となっていることも驚きです．

☞　　水銀血圧計がなくなる

　病院で血圧を測定するときに使用されている水銀血圧計が 2020 年に使えなくなります．これは，国際的に決められている「水銀に関する水俣条約」によるもので，2020 年以降水銀血圧計を含む水銀を使用した製品の製造・輸入・輸出が禁止されるからです．水銀は，常温で液体である唯一の金属という特性から，血圧計や体温計に使用されてきました．また，スイッチや蛍光管，電池など水銀が使用されてきた製品はたくさんあります．

　水銀は，環境に排出されると分解されず世界中をずっとただよい続けます．特に有機水銀は生物の身体の中にたまりやすく，さまざまな障害を引き起こします．「水俣病」は 1950 年代に熊本県水俣市で発生した病気です．当時，有機水銀に汚染された魚を食べた水俣市の住民が，原因がわからない病気になりました．手足がしびれたり，身体がふるえたり，言葉をしっかりと話せなくなったりし，ひどい人では，全身に激

しい痛みを感じたり，気を失ったり，死亡したりすることがありました．このように，水銀の生物に対する毒性は非常に高いのです．

　水銀の使用量は先進国では減っていますが，途上国ではまだまだたくさん利用されています．取り扱いが正しくなかったり，ゴミとしてすてられたりして，環境に蓄積される水銀の量が増えています．そこで，世界的な取り組みにより水銀を環境に出さないようにするために「水銀に関する水俣条約」が締結されました．

電子血圧計の測定原理

　病院や家庭でも血圧の測定には電子血圧計が使用されています．その測定方法には当初「マイクロホン法」が使われていました．現在では，ほとんどの機種に「オシロメトリック法」が採用されています．

1.　マイクロホン法

　病院で，医師や看護師が聴診器を使いコロトコフ音を聞いて血圧を測定する聴診法について説明しました．この聴診器をマイクロホンに置き換え，血圧測定を自動で行う方法をマイクロホン法と呼びます．カフの下側に配置したマイクロホンで動脈から発生するコロトコフ音を検知し，マイクロホンにつながったコンピュータでコロトコフ音の聞こえ始めと，聞こえ終わりを検出して血圧を自動的に決定します．コロトコフ音の周波数帯域が 30～100 Hz であるため，マイクロホンの特性をこの帯域にあわせる必要があります．マイクロホンを使用するので，話し声などの周囲の雑音に弱いこと，コロトコフ音を確実に取得できるようマイクロホンを動脈の直上に合わせる必要があること，などの欠点がありました．

2.　オシロメトリック法

　マイクロホンを使用しない測定方法としてオシロメトリック法があります．

　血圧は心臓の拍動にあわせて最高血圧と最低血圧の間で変化してお

り，血圧の変化にあわせて動脈の径が変化します．この径の変化が筋肉・脂肪・皮膚などの生体組織を介してカフに伝わり，カフ圧の微小な振動として観測されます．この微小振動の大きさの変化により血圧を算出する方法がオシロメトリック法です．

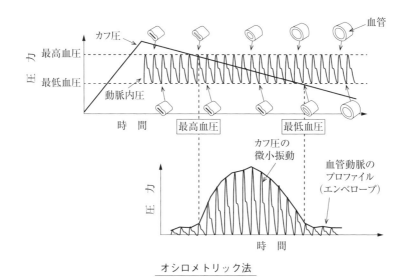

オシロメトリック法

カフ圧の微小振動は図に示すように，カフ圧が下がるにつれて山状の変化を示します．この変化が急激に大きくなるときのカフ圧を**最高血圧**，ピークを過ぎて変化が急激に小さくなるときのカフ圧を**最低血圧**として決定します．マイクロホンを使用しないため周囲の雑音に強く，また，脈が触れるところであれば原理的にどの部位でも測定できるので，ほとんどのメーカの電子血圧計がこの測定方法を使っています．ただし，最高血圧と最低血圧の決定方法はメーカによって異なっています．

電子血圧計のしくみ

　図はオシロメトリック法で血圧を測定する電子血圧計が，どのような部品から作られているかを示したものです．上腕などの測定部位に巻き

付けるカフ，カフ内の圧力を測定する圧力センサ，カフに空気を送り込むためのポンプ，カフの空気を排気するための弁，カフ内の圧力値や測定された血圧値を表示する液晶ディスプレイなどの表示部，これらを制御するコンピュータと，測定の開始や停止を入力する操作スイッチから構成されています．

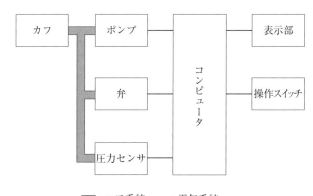

■：エア系統　——：電気系統

電子血圧計の構成

1.　カ　　　フ

　一般的なカフを図に示します．血圧測定の歴史や電子血圧計の測定原理のところで説明したように，血圧を測定するときには，腕や手首などにカフを巻き付け，カフの中に空気を送り込んで動脈を圧迫します．オシロメトリック法の電子血圧計では，カフは動脈の微小な容積の変化を圧力の変化に変換する重要な部品でもあります．

　カフは布製の袋の中に，空気を送り込むことで膨らむ空気袋が入っているという，単純な構造になっています．単純な構造のため，正しく血圧を測定するためにいろいろなことが決められています．

　その一つがカフの幅です．血圧測定の歴史のところで説明したように，リヴァロッチが使用したカフの幅は狭く，正しく血圧が測定できま

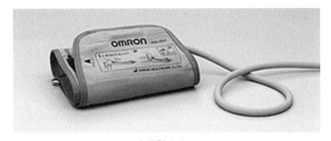

血圧計のカフ
写真提供：オムロンヘルスケア㈱

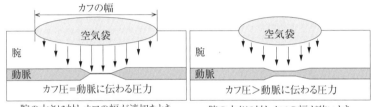

カフの幅の違いによる圧力の伝わり方の違い

せんでした．カフの幅が狭いと正しく血圧が測定できないのは，動脈が筋肉や脂肪などの組織で覆われていることに理由があります．カフの中に空気を送りこんで動脈を圧迫しようとするとき，どうしてもこれらのまわりの組織で動脈を押しつぶすための力が分散してしまいます．カフから動脈までの距離，すなわち腕の太さが太いほど，この力の分散が大きくなります．そのため，カフの幅は腕の太さによって決められています．図はカフの幅によって，動脈に伝わる圧力の違いを示したものです．カフの幅が腕の太さに対して適切な場合，動脈に伝わる圧力はカフ圧と同じになります．一方，カフの幅が腕の太さに対して狭い場合，動脈に伝わる圧力はカフ圧より小さくなります．カフ圧によって動脈を閉じたあと徐々にカフ圧を下げていき，動脈に伝わる圧力が最高血圧より低くなった瞬間に動脈が開いて血液が流れだし，聴診法やマイクロホン法ではそのときに発生し始めるコロトコフ音を，オシロメトリック法で

はそのときに急激に大きくなるカフ圧の微小振動を，それぞれ検出して
そのときのカフ圧を最高血圧として決定することは前に述べたとおりで
す．腕の太さに対してカフの幅が狭い場合，動脈に伝わる圧力はカフ圧
より小さくなるため，動脈が開いて血液が流れだすときのカフ圧は最高
血圧より高くなります．最低血圧に対しても同じことがいえます．した
がって，腕の太さに対してカフの幅が狭いと，血圧が正しく測定できま
せん．

　逆に，腕の太さに対してカフの幅が広すぎると，カフの端が肘にか
かったりして正しく腕に巻き付けることができず，血圧が正しく測定で
きなくなります．

　腕の太さに対して適切な幅のカフを使用することが，血圧を正しく測
定するのに重要です．

2.　カフ圧の変化を測る圧力センサ

　オシロメトリック法でカフ圧の微小な振動を測るためには，圧力セン
サが必要です．圧力センサは測りたい圧力と基準となる圧力の差により
生じる機械的な変化を電気的な量に変換するものです．圧力センサは，
基準となる圧力の種類によって，絶対圧センサ，ゲージ圧センサ，差圧
センサの三種類があります．絶対圧センサは，真空での圧力を基準とし
ています．そのため絶対圧センサは，真空状態で密封されています．
ゲージ圧センサは，大気圧を基準としています．そのためゲージ圧セン

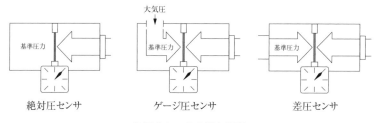

絶対圧センサ　　　　　　　ゲージ圧センサ　　　　　　　差圧センサ

各圧力センサの測定原理

サには，大気圧をセンサ内に取り込むための穴が開いています．差圧セ
ンサは，圧力センサを使用する機器内の所定の圧力を基準としていま
す．そのため差圧センサには，所定の圧力をセンサにかけるための構造
があります．これらのセンサのうち，血圧計はゲージ圧センサを使用し
ています．

　血圧計に使用する圧力センサの代表的なものとして，静電容量型圧力
センサとピエゾ抵抗型圧力センサがありますが，現在の大部分の機種に
はピエゾ抵抗型圧力センサが使われています．

　・静電容量型圧力センサ

　静電容量型圧力センサの構造を図に示します．その基本構造は，2枚
の電極が微小な空間を隔てて平行に配置されていて，コンデンサを形成
しています．コンデンサとは電気をためるもので，その能力を静電容量
で表します．静電容量は2枚の電極の間隔によって決まり，その間隔が
狭くなるほど静電容量は大きくなります．

　静電容量型圧力センサは，片側の電極が固定されていて，もう一方の
電極はダイヤフラムと呼ばれる外部から圧力を受けて変化する薄い板状
の部分の表面に形成されており外部から圧力がかかると動くようになっ
ています．外部からの圧力に応じて電極が動くとき電極間の間隔が変化
します．このときコンデンサの静電容量も変化するので，圧力の大きさ

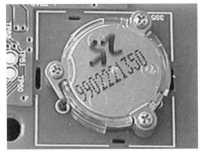

静電容量型圧力センサ（上から見たところ）
写真提供：オムロンヘルスケア㈱

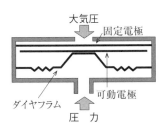

静電容量型圧力センサの構造

を静電容量の変化に変換できるのです．この変化をデジタル信号処理すると，圧力の変化が得られます．

　静電容量型圧力センサは湿度などの影響で，その静電容量がばらつくことがあります．使用する場合には湿度の変化に対する対策が必要ですが，値段が安いこともあり長い間使用されてきました．

　・ピエゾ抵抗型圧力センサ

　ピエゾ抵抗は，外部から力を加えると，その大きさに応じて抵抗値が変わるピエゾ抵抗効果と呼ばれる現象を利用した素子です．ピエゾ抵抗型圧力センサの構造は図に示すように，ダイヤフラムの表面に半導体ピエゾ抵抗層が形成されています．圧力は，ダイヤフラムの変形によって発生する抵抗の変化として検出し測定されます．圧力によって発生する微少な抵抗の変化は，微少な電気変化を測定する際に一般的に使用されているホイートストンブリッジという回路で電圧に変換して計測します．

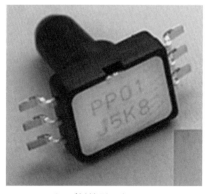

ピエゾ抵抗型圧力センサ
写真提供：オムロンヘルスケア㈱

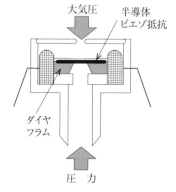

ピエゾ抵抗型圧力センサの構造

　機械部品，センサ，電子回路などを一つのシリコン基板上に集積し，電子部品を小型化する技術として MEMS（Micro Electro Mechanical System，微小電気機械システム）技術があります．スマートフォンに

は，通話するためのマイクロホンや，画面の向きを変化させるためにスマートフォンの向きを検出する加速度センサが入っていますが，これらのマイクロホンや加速度センサも MEMS 技術で作られています．MEMS 技術により電子部品が小型化でき，スマートフォンも小さく薄くできているのです．

　血圧計の圧力センサも，MEMS 技術によりこの半導体ピエゾ抵抗とホイートストンブリッジ回路を基板上に集積させることで，小型化が実現されています．

3. ポ　ン　プ

　カフに空気を送り込むためにポンプが必要です．ポンプには手動式ポ

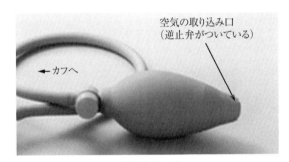

空気の取り込み口
（逆止弁がついている）

←カフへ

手動式ポンプ
写真提供：オムロンヘルスケア㈱

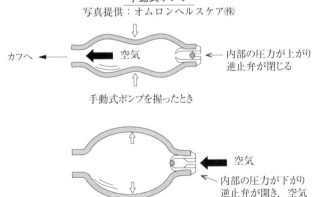

カフへ ←　　　空気　　　← 内部の圧力が上がり
　　　　　　　　　　　　　逆止弁が閉じる

手動式ポンプを握ったとき

空気
内部の圧力が下がり
逆止弁が開き，空気
が流入する

手動式ポンプをはなしたとき

手動式ポンプの動作

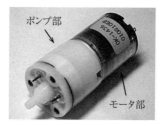

自動ポンプ
写真提供：オムロンヘルスケア㈱

ンプと自動ポンプとがあります．

　手動式ポンプは図のような形をしています．ポンプを手で握るとポンプの中の圧力が上がり，空気の取り込み口の逆止弁が閉じ，ポンプの中の空気がカフへと送り込まれます．手をはなすとポンプの中の圧力が下がり，空気の取り込み口の逆止弁が開いてポンプの中へ空気が取り込まれます．ポンプを握る，はなすをくり返して，カフの中に必要な量の空気を送り込みます．

　自動ポンプは，小さなゴム球が入ったポンプ部がモータにつながっており，モータの回転により，図で網掛けをした部分が示すゴム球を押したり，はなしたりしてカフの中に空気を送り込みます．腕の太い人はカフの幅が大きくなるため，たくさんの空気を必要とします．このため自動ポンプでは，モータにかける電圧を調整しカフの大きさに応じて送り出す空気の量を調整しています．

　自動ポンプの欠点は，モータを使用しているために大きな音がすることです．そこで，電圧を加えると変形する圧電素子を使用したポンプも使われています．圧電素子が変形してポンプ部の壁を振動させ，空気を送り出します．人が聴き取れる音の周波数範囲を可聴周波数領域と呼び，その範囲は 20〜20 000 Hz とされていますが，圧電素子は可聴周波数領域の上限付近の高い周波数で振動するので，ポンプが動くときの音は人の耳にはほとんど聴こえなくなりました．

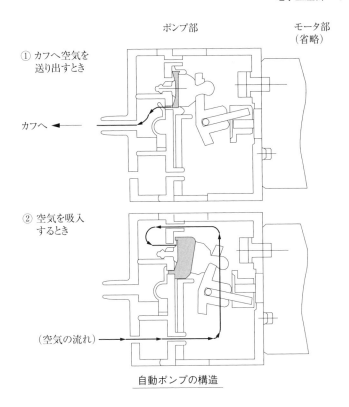

ポンプ部　　　　　　　モータ部
　　　　　　　　　　　（省略）

① カフへ空気を
　送り出すとき

カフへ ←

② 空気を吸入
　するとき

（空気の流れ）→

自動ポンプの構造

4. 弁

　電子血圧計は，カフ圧を最高血圧より十分高い圧力まで上げたあと，カフに送り込んだ空気を少しずつカフの外へ出して，カフ圧を徐々に下げていきながら血圧を測定します．この少しずつ空気を排気するための部品が弁です．

　弁の構造は図のようになっています．空気の通り道であるノズルと，その穴をふさぐパッキンがあり，パッキンとノズルの間隔を縮めたり拡げたりして流れる空気の量を調整します．パッキンにはコイルが取り付けられており，その周りには永久磁石が配置されています．コイルに電圧を加えて生じる磁力と永久磁石とによる反発力と吸着力とを使って，

パッキン　コイル　磁石

空気

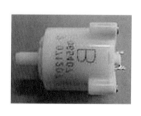

ノズル

弁

写真提供：オムロンヘルスケア㈱

弁の構造

パッキンとノズルの間隔を調整します．血圧を正しく測定するために
は，カフ圧を一定の速度で下げていく必要があります．電子血圧計は，
カフ圧が下がる速度を監視し，腕の太い人も細い人も同じ速度でカフ圧
が下がるよう弁をコントロールしています．

血圧は家庭で測る

　家庭向け電子血圧計が登場するまでは，血圧測定は前述した聴診法し
かありませんでした．そのため，血圧は医師や看護師などによって病院
で測定するものでした．1970年代に家庭向け電子血圧計が電気店など
の一般のお店で買えるようになり始めたころは*，血圧は病院で測定す
るものであり家庭で測定する血圧は信頼できないという考えがほとんど
でした．

　家庭で測定する血圧を家庭血圧，病院で測定する血圧を診察室血圧と
呼びますが，一般に家庭血圧のほうが診察室血圧より低い場合が多いで
す．この現象は白衣効果と呼ばれており，白衣を着た医師や看護師の前
では緊張するためなどの要因が考えられます．特に，家庭血圧は正常な
のに診察室血圧が高血圧基準を超える場合を白衣高血圧と呼びます．逆

---

　*　オムロンヘルスケア（株）は1973年に同社初となる家庭向け電子血圧計を
　　　発売した．

に診察室血圧は正常でも家庭や職場で測る血圧が高血圧基準を超える**仮面高血圧**という現象もあります．いまでこそ「白衣高血圧」「仮面高血圧」はよく知られるようになりましたが，家庭向け電子血圧計が発売され始めた当時は，これらの現象が知られていませんでした．そのため，家庭向け電子血圧計が故障しているとか，正しく測定できていないとか，誤って考えられていました．

聖路加国際病院の名誉院長をされていました日野原重明先生（1911-2017）は，早くから家庭血圧の大切さに注目されていました．日野原先生は，家庭向け電子血圧計が登場する前から，家庭血圧の大切さを仲間の先生方に説明されたり，家庭で血圧測定ができるよう患者さんに測定の方法を教えたりなど，家庭血圧の測定を世の中に広めることに努力されました．やがて，家庭血圧を用いたさまざまな研究が行われるようになり，その結果が発表されるにつれ家庭血圧が健康管理に大切であることがわかってきました．

家庭血圧に関する研究の中でも最も重要な研究が，東北大学の名誉教授である今井 潤 先生を中心として行われた「大迫研究」です．岩手県大迫町で現在も続けられているこの研究は，大迫町すべての住民に家庭向け電子血圧計を配り，血圧を毎日測ってもらっています．大迫研究により，家庭血圧に関する重要な成果が次々と報告されてきました．たとえば，家庭血圧で最高血圧135 mmHg 以上または最低血圧 85 mmHg 以上を高血圧

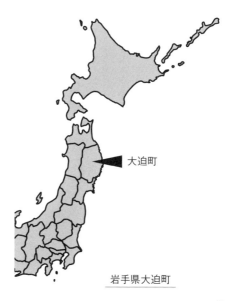

大迫町

岩手県大迫町

と診断する基準値を決めたことや[2]，家庭血圧は診察室血圧よりも心臓や血管の病気の影響を強く反映していること，などです．

　大迫研究を含む家庭血圧の多くの研究成果により，家庭血圧は高血圧の診断・治療に必要なものとなってきました．日本では 2014 年に，高血圧の診断を診察室血圧ではなく家庭血圧で診断すると決められました．また，アメリカやヨーロッパにおいても高血圧の診断・治療に家庭血圧を使うことが決められています．

血圧はなぜ測る

　日本では，家庭で朝夜の 2 回血圧を毎日測り，記録することが推奨されています．なぜ，血圧を毎日測る必要があるのでしょうか．図は世界保健機関 WHO（World Health Organization）が 2004 年に発表した全

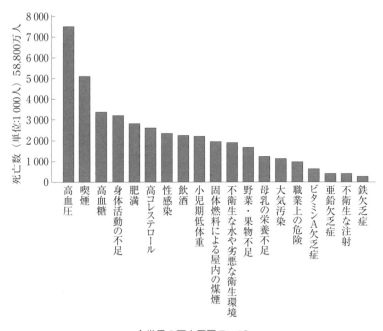

全世界の死亡原因 Top19
世界保健機構　WHO　2004 年のデータより作成

46

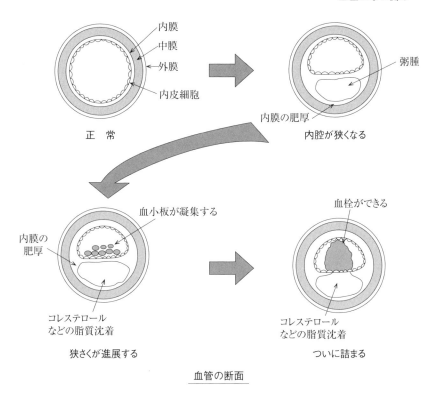

血管の断面

世界での死亡原因です[3]．図を見てわかるとおり，死亡原因のトップは血圧が高い状態が続く「高血圧」です．

血管の断面を図に示します．血管は内側から，「内膜」「中膜」「外膜」の三つの層からできています．血液と接しているのは内膜で，その表面は内皮細胞で覆われています．内皮細胞は血液から必要な成分を取り込むフィルタの役割をしています．血圧が高い状態がつづくと内皮細胞が傷つけられ，内膜の部分に脂肪物質がたまり，おかゆやヨーグルトのような状態になります．この状態を粥腫（じゅくしゅ）と呼びます．粥腫によって血管が狭くなると，血液が流れにくくなり血圧が高くなって，さらに粥腫が大きくなるという悪循環が繰り返されます．やがて，高い血圧に耐えられなくなり粥腫が壊れると，その部分をふさぐために血液がかたまりま

す．この血液のかたまりを血栓と呼びます．血栓によって動脈が詰まることでさまざまな病気を引き起こします．

　たとえば，血栓が心臓を取り巻いている動脈である冠動脈にできると，心臓を動かす筋肉である心筋に酸素や栄養が送られなくなり，心筋の細胞が死んでしまいます．この状態を心筋梗塞と呼びます．心筋梗塞で亡くなる方々は，心筋梗塞になってから1時間以内に集中しており，できるだけ早く治療することが必要です．

　動脈にできた血栓がはがれ，これが血流に乗って脳の動脈まで流れていき，脳の細い動脈を詰まらせてしまうこともあります．動脈が詰まった先の脳細胞には酸素や栄養が送られなくなり，脳細胞が死んでしまいます．この状態を脳梗塞と呼びます．脳梗塞は，その発生箇所によって手足が自由に使えなくなる麻痺を起こしたり，うまく言葉が話せなくなったりします．一度死んでしまった脳細胞は元には戻らないため，このような症状と一生付き合っていかなければなりません．また症状によっては命を落とすこともあります．

　逆に，血圧が低い状態がつづくと身体中の隅々まで血液が十分に送られなくなります．たとえば，脳に送られる血液が減るとめまい，立ちくらみ，頭が痛くなるなどの症状が起こります．胃などの消化器系に送られる血液が減ると，食べた食事がうまく消化されなくなります．そのほか，良く眠れなくなったり，暑くもないのに汗をかいたり，激しい運動をしてもいないのに心臓がどきどきしたりし，ひどい場合は気を失うこともあります．

　このように，血圧が高くても低くても健康な生活をおびやかすことになり，特に血圧が高い状態が続くと生命にかかわる場合もあります．自分の血圧を知り，結果によって早く治療を開始することが，健康な生活を送るうえで非常に大切です．

血圧の診断基準値とその影響

　アメリカ心臓協会（AHA：American Heart Association）は，診察室血圧で高血圧と診断する血圧の基準値を 2017 年に変更しました．この診断基準値では，それまでの「最高血圧 140 mmHg 以上または最低血圧 90 mmHg 以上」から，それぞれ 10 mmHg 引き下げられ，「最高血圧 130 mmHg 以上または最低血圧 80 mmHg 以上」となりました．このことで，従来の診断基準値ではアメリカ国民の 32%（約 1.03 億人）が高血圧と診断されていましたが，新しい診断基準値ではアメリカ国民の 46%（約 1.48 億人）が高血圧と診断されることになります．たった 10 mmHg の変化で 0.45 億人の人がそれまで健康だと思っていたのが，「今日から高血圧という病気です」，と診断されることになったのです．

　診断の基準値は，前述の大迫研究のように多くの人を対象として長い間継続してデータを集めた結果にもとづいて決定されます．現在も多くの血圧に関する研究が継続されています．新たな研究成果が出るたびに

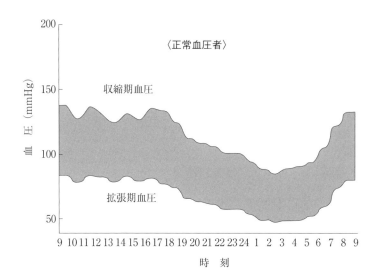

血圧の 1 日の変化
Millar-Claig MW, et al. : Lancet. 1978 のデータより作成

診断の基準値は見直されることになります.

血圧を変化させる要因

　血圧は常に一定ではありません. 1日の中でも変化していますし, 生活習慣や生活環境によっても変化します.

　図は, 正常血圧者の1日の血圧の変化をわかりやすく示したものです. 一般的に朝起きたときに血圧が最も高くなり, 夜になるに従って低くなり, 睡眠中が最も低くなるという変化をとります. 1日の変化の中でも, たばこを吸ったり, ストレスを受けたりすると血圧は高くなります.

☞　宇宙空間での血圧

　宇宙ステーションに滞在している宇宙飛行士が映ったテレビなどの映像では, 顔が地球にいたときに比べて丸くふくらんでいます. これは, 地球上では重力によって血液などの体液が常に足の方へ引っ張られているのに対し, 宇宙空間では重力が加わらないため, 体液が頭の方へ集まってしまうためです. この現象はムーンフェイスと呼ばれています. しかし, 無重力状態で数日経過すると, この現象は見られなくなります. この理由は, 人間には環境に適応する能力が備わっているので, 血液の量が減るためです.

　地球上では重力により血液が常に足の方へ引っ張られているにもかかわらず, 人間の血圧は立っている状態でも頭へ血液が送られるような圧力になっています. 太陽系の他の惑星, たとえば火星はその重力が地球の約1/3ですから, もし火星人がいたとすればその血圧は人間の血圧よりかなり低いと想像できます.

---

1. 塩　　　分

　日本人の1/3が高血圧と推定されていますが, 血圧に大きな影響を与えるものの一つに塩分があります.

　国別の塩分摂取量を調査した研究によると[4], 日本人は1日の食事で塩分を平均12.4 g もとっており, 世界中でも塩分摂取量が高い水準にあります. 日本の厚生労働省は1日の塩分摂取量の目標量を男性で8.0 g,

女性で7.0 g としており[5]，世界保健機関 WHO は1日の塩分摂取量の推奨値を5 g 未満としていますが，日本の現状はこれらの目標値・推奨値と遠くかけ離れています．

　人の身体は血液中の塩分濃度を一定に保つようになっています．塩分をたくさんとると，血液中の塩分濃度が高くなるため，血管内の水分を増やすことで血液の量を増やし塩分濃度が下がるようになっています．血管中の血液の量が増えると，血管の壁を押す力が大きくなり，血圧が高くなります．

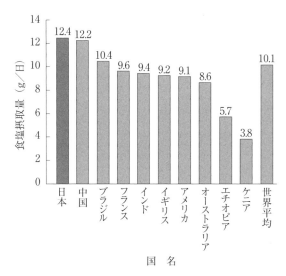

国別の1日の食塩摂取量（2010 年）

Powles J., et al., BMJ Open. 2013, Dec. 23;3(12) e003733 のデータより作成

― ☞　日本人の血圧 ―

　図は日本人の最高血圧の年齢ごとの推移です[11]．各年齢層とも最高血圧は徐々に下がってきています．血圧が下がってきた理由として
① 電子血圧計の普及に伴い，家庭での血圧管理が容易になった．
② 降圧薬や高血圧治療の進化．
③ 日本人の健康への意識の向上．

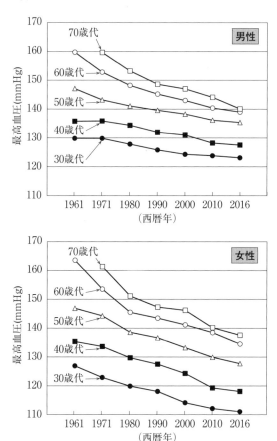

性・年齢階級別の最高血圧の平均値（mmHg）の年次推移
（1961-2016 年）

などが考えられます．食品の輸送や冷蔵・冷凍技術の向上も理由の一つ
として考えられています．食品の輸送や冷蔵・冷凍技術が発達していな
かった時代は，塩漬けによる食品の保存が主流でした．そのため，自然
と塩分をとり過ぎることとなっていたと考えられます．実際，沿岸部と
山間部に住む人の血圧を比較すると，山間部のほうが血圧が高かったと
いう結果も残っています．これは，魚などを山間部へ輸送するために
は，塩漬けの状態で運ばざるを得なかったという影響が考えられます．

2. 喫　　　煙

　たばこの影響は肺がんなどの呼吸器系の病気のイメージが強いですが，実は血圧にも大きな影響を与えます．

　たばこを吸うと，たばこに含まれているニコチンにより，身体の中で血圧や脈拍数の調整を行っている交感神経を刺激し血圧と脈拍数は高くなります．たばこを 1 本吸うと最高血圧は 20 mmHg 以上も高くなり，脈拍数も 1 分間に約 20 回も増えるといわれています．

　たばこを吸うと身体の中の一酸化炭素の量も増えます．一酸化炭素の量が増えると血液中の酸素が不足するので，体中に酸素を十分に送り続けるために心臓はいつも以上に働くことになります．たばこに含まれる酸化物質が，血管の内側にダメージを与え，血管が収縮したり，血液が固まったり，動脈硬化という病気を引き起こしたりします．

　実はこれらの影響は，たばこを吸っている人だけが受けるわけではありません．受動喫煙といって，たばこを吸っている人のまわりにいる家族も同じように影響を受けます．

3. 飲　　　酒

　酒を飲むと顔が赤くなります．これは，酒が血管を拡げる作用を持っているためで，血管が拡がるので血圧も一時的に低くなります．人の身体は血圧を常に一定に保とうと働くため，低くなった血圧を元に戻そうとして脈拍数が増えます．酒を飲んだとき顔が赤くなりやすい人は，酒によって血管が拡がる度合が大きいので血圧も大きく下がり，脈拍数も大きく増えます．一方で，酒を長い間飲み続けると血圧が高くなり，やがて高血圧になります．その結果，心臓や脳の血管の病気になる可能性も高くなります．

4. 興奮・緊張・ストレス

　血圧は，興奮したり緊張したりしても高くなります．その身近な例としてスマートフォンやゲーム機を使うゲームがあります．難しいゲーム

をしているときは，大きく興奮したり，緊張したりします．これらの
ゲームをしているときの血圧や脈拍数は，静かにしているときに比べ
て，最高血圧で約 40 mmHg，最低血圧で約 30 mmHg も高くなり，脈
拍数は 1 分間に約 18 回も増えます．さらに難しいゲームをしていると
きは，最高血圧で約 80 mmHg，最低血圧で約 55 mmHg も高くなり，
脈拍数は 1 分間に約 40 回も増えます．

　血圧は 1 週間の中でも変化しています．土曜日・日曜日が休日で月曜
日から金曜日に働いている人では，日曜日の夜に血圧が高くなり，月曜
日から土曜日にかけて徐々に血圧が低くなっていくという傾向が見られ
ます．これは，土曜日・日曜日は休みでリラックスしていますが，日曜
日の夜は「また明日から仕事だ」という意識がストレスとなって血圧を
高くしています．

5.　肥　　　　満

　肥満の人は正常な体重の人と比べ，約 2〜3 倍も高血圧になりやすい
といわれています．肥満の人は食事をたくさん食べるため塩分もとり過
ぎることになり，体内の塩分が過剰になると考えられます．また，肥満
の人はインスリンが過剰に分泌されます．インスリンは腎臓において塩
分に含まれるナトリウムの再吸収を促進するため，体内の塩分量が増え
ることになります．さらにインスリンは交感神経にも働きかけ，血管を
収縮させます．これらの要因が重なって血圧が高くなります．

6.　高　　齢　　化

　図に年齢ごとの血圧の平均を示します．最高血圧は，年齢が高くなる
ほど高くなります．これは，年齢が高くなるほど血管が硬くなり，血管
の壁が厚くなるため，血管を血液が流れにくくなり，心臓から高い圧力
をかけて血液を送り出す必要があるからです．最低血圧も，年齢が高く
なるほど高くなっていきますが，50 歳代を過ぎると低くなっていきま
す．最低血圧は心臓が拡張して身体中の血液を取り込んでいるときの血

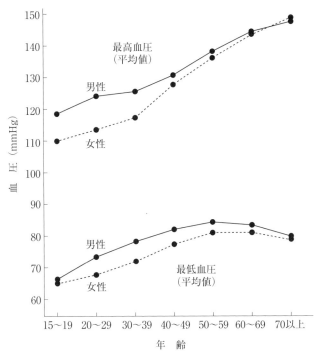

最高血圧
（平均値）

男性

女性

最低血圧
（平均値）

男性

女性

15〜19　20〜29　30〜39　40〜49　50〜59　60〜69　70以上

年　齢

年齢と血圧
1993年度　厚生省　国民栄養調査より

圧です．このとき血管内にどれだけ血液が溜まっているかで最低血圧が
決まります．年齢が高くなり血管が硬くなると心臓から血液が送り出さ
れても血管があまり膨らまないため，血管内に溜めることができる血液
の量が減ります．そのため，最低血圧は年齢が高くなるとある時点から
低くなります．

7.　気　　　温

　血圧は季節によっても変化します．特に日本のように四季がはっきり
している地域ではその変化が顕著です．気温が低くなると体温を奪われ
ないようにするため血管が収縮します．逆に気温が高くなると体温を放
出するため血管が拡張します．そのため冬は血圧が高く，夏は血圧が低

くなります.

　特に冬場は，温かい部屋から寒いトイレや浴室へ移動したときにその急激な気温の低下によって血圧が急上昇し突然死を招くこともあります. 国土交通省が行っている「住宅の断熱化と居住者の健康への影響に関する調査」によると，冬場の起床時の室温が低いほど血圧が高くなる傾向があり，一般的に室温が 10℃ 下がると血圧は平均で 7.3 mmHg 高くなることがわかりました. さらに，年齢が高くなると室温低下による血圧の上昇は大きくなり，例えば年齢が 10 歳高齢になると平均で 8.8 mmHg 高くなることがわかりました. 高齢者ほど室温と血圧の関連が強く注意が必要です.

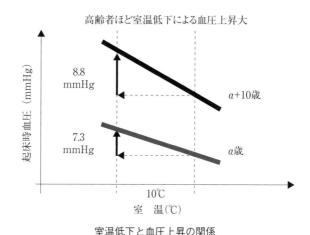

室温低下と血圧上昇の関係
出典：「断熱改修等による居住者の健康への影響調査」（国土交通省）（http://www.mlit.go.jp/common/001158517.pdf）

　また，住宅を断熱構造に改修すると室温が上昇し，それに伴って居住者の血圧も低下する傾向も確認されています. 図は，住宅改修前後での室温の変化と，血圧の変化を示しています. 住宅改修によって室温の上昇が大きいほど，血圧が低下することがわかります.

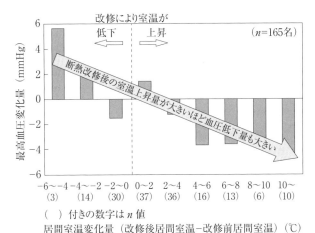

住宅改修による室温の変化と血圧の変化の関係
出典：「断熱改修等による居住者の健康への影響調査」（国土交通
省）（http://www.mlit.go.jp/common/001158517.pdf）

☞　被災地での血圧

　2011年3月11日に発生した東日本大震災では，高血圧患者の血圧が震災後約1ヶ月も高い状態が続いたとの報告がありました．また，震災翌日には最高血圧が平均11.6 mmHg，最低血圧が平均3.9 mmHgそれぞれ急上昇したとのことです．避難所での生活などの生活環境の変化に伴うストレス・運動不足・睡眠不足，さらには援護物資中心の食生活による野菜不足や塩分のとり過ぎ，通院ができないため降圧薬などの薬品が入手できなくなった，などの要因が考えられます．逆に，食事が十分にとれなくなり体重が減少，トイレが十分用意されていないため水分摂取を控えることによる脱水，などにより血圧が異常に下がった症例もあるそうです．

血圧の正しい測り方

正しい血圧を測るためには，測り方が重要です．

① 血圧を測る前にトイレをすませておきます．これは，尿が膀胱^{ぼうこう}にたまっていると血圧が高くなるからです．血圧を測る前の飲酒，たばこ，カフェインも控えます．

② 静かで適当な室温の部屋で，背もたれ付きの椅子に両足を床につけて座ります．このとき，前かがみになってお腹が圧迫されないよう，背もたれにもたれ背筋をのばしてリラックスした姿勢をとります．

③ カフは素肌の上に巻くのが原則ですが，薄手のシャツであればその上に巻いても問題ありません．カフは隙間ができないようぴったりと巻き付けます

④ 家庭血圧は利き手と反対側の腕で測定することが一般的です．ただし，左右の腕の血圧が明らかに違う場合は，血圧が高いほうの腕で測定します．いずれにしても，同じ腕で測定し続けることが重要です．

⑤ カフを巻いて 2 分間の安静をとったあと血圧を測ります．血圧

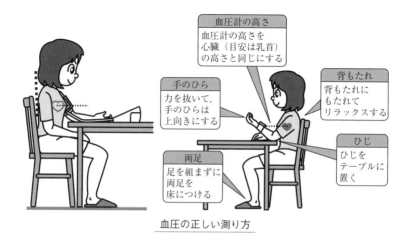

血圧の正しい測り方

を測っている間は，カフを心臓と同じ高さに保持し，会話をしない，身体を動かさない，ようにします．

日本高血圧学会は，血圧を朝と夜にそれぞれ2回ずつ測ることを推奨しています．2回目は1分程度おいてから測ります．朝というのは，目が覚めてから1時間以内のことで，トイレをすませたあと，食事や服薬の前に測ります．夜は就寝前に測ります．そのほか，医師から指示されたタイミングや，動悸などの自覚症状のあるときにも測ります．

電子血圧計の進展

1970年代に電子血圧計が発売されて以来，血圧計はさまざまな進歩を遂げてきました．

1. 測定方法の進展

初期の電子血圧計は，医師が血圧を測定する聴診法をそのまま置き換えたマイクロホン法を採用していました．マイクロホン法は前述のとおり周りの騒音に弱い，カフに内蔵されたマイクロホンが動脈の真上にくるようにカフを巻く必要がある，マイクロホンのケーブルが断線する，など使い勝手が悪いものでした．

1980年代後半に，オシロメトリック法を採用した電子血圧計が登場し，マイクロホンを使用しないため，ケーブルの断線の心配がない，周りの騒音に影響を受けないなど使い勝手が格段に向上しました．

2. 信号処理の進展

血圧計は，圧力を正確に，かつ，安価で取得することが重要です．そこで，発振回路により圧力値をコンピュータで読み取ることができる信号形式に変換する方式がとられています．発振回路とは，回路に組み込まれたコンデンサの静電容量によって特定の周波数の信号を発生する回路のことです．静電容量型圧力センサをコンデンサとして発振回路に組み込みます．圧力によって静電容量型圧力センサの静電容量が変化し，

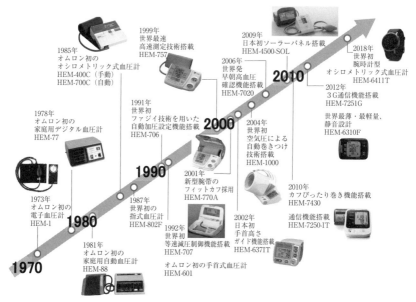

電子血圧計の技術の進展（オムロンヘルスケア㈱）

それにともなって発振回路が発生する信号の周波数が変わる，すなわち，圧力を周波数に変換しているわけです．コンピュータにはデジタル信号の "1"，"0" を数えるカウンタという機能があります．一定時間の間，発振回路が発生した信号の "1"，"0" を数えると，周波数が高いときはそのカウント数が多く，周波数が低いときはそのカウント数が少なくなります．このようにして，圧力値をコンピュータで取り込んでいます．発振回路で圧力を読み取ることで，コンピュータに特別な回路を付加することなく，正確に圧力値を取得できるようになりました．

3.　使いやすさの進展

血圧は，あらかじめ最高血圧より 30〜40 mmHg 高い圧力までカフ圧を上げて動脈を完全に閉じたあと，徐々にカフ圧を下げながら測ります．初期の電子血圧計はどこまでカフ圧を上げるかを使用者が設定する必要がありました．自分の血圧を知るために血圧計を使用するのに，自

分のおおよその血圧を知っていないと正しく測ることができないという
矛盾が生じていました．1990 年代初頭に，カフ圧を上げていく途中で
使用者の血圧を推定し，自動でどこまでカフ圧を上げればよいか決定す
る電子血圧計が登場しました．この電子血圧計により，誰でも簡単に血
圧が測定できるようになりました．

4．カ フ の 進 展

正しく血圧を測るためには，カフ（腕帯）を正しく巻き付けることが
大切です．カフを正しく巻き付ける工夫がいろいろと施されてきまし
た．腕の形は肩から肘にか
けてその太さは同じではな
く徐々に細くなっていま
す．場所によって太さが変
わる腕に対してもすきまな
くぴったりと巻き付けられ
るよう，扇の形をしたカフ
が開発されました．自分自
身でカフを巻き付けやすい
ように，カフの中にあらか
じめ腕の形をしたプラス

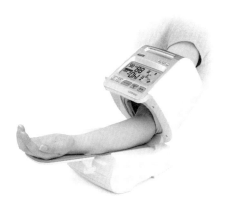

カフを自動的に巻き付ける血圧計
写真提供：オムロンヘルスケア㈱

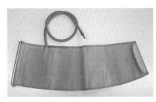

扇の形をしたカフ

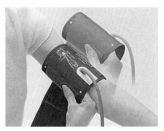

巻き付けやすいように工夫されたカフ

写真提供：オムロンヘルスケア㈱

チックの板を入れて，簡単に巻き付けることができるようにしたカフも
開発されました．腕を通すだけでカフを自動的に巻き付けてくれる血圧
計もあります．

　動脈にカフ圧を正しく伝えるためには，カフ内の空気袋の中心がおお
よそ動脈の直上にくるように，腕の周方向の位置合わせも大切です．空
気袋の周方向の長さを腕全体をカバーできる長さにし，周方向の位置ず
れが発生しても正しく血圧が測定できるカフも開発されました[6]．

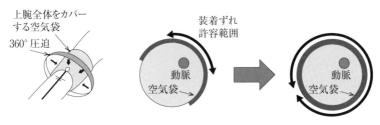

周方向の位置ずれが発生しても正しく血圧測定ができるカフ

5.　測定部位の変遷

　血圧は上腕で測るのが通常でしたが，1980 年代後半に指で血圧を測
る血圧計が開発されました．図は 1987 年に発売された世界初の指で測
る血圧計です．指で測る血圧計は小型で持ち運びしやすく，筒状になっ
たカフに指をとおすだけで測れることから，上腕で測る血圧計にくらべ
て使いやすい血圧計でした．しかし，指の動脈は上腕の動脈に比べて細
く，気温などの環境要因に影響されやすいことから，正しく血圧が測れ
ない人がいました．現在は，各国の血圧測定に関するガイドラインでは
指で測る血圧計の使用を推奨していません．

　1990 年代に入ると，手首で血圧を測る血圧計が開発されました．手
首で測る血圧計は，指で測る血圧計と同様に上腕で測る血圧計にくらべ
て使いやすい血圧計です．手首は親指の付け根側にある橈骨動脈と小指

のつけ根側にある尺骨動脈の2本の太い動脈が手首表面から深さの違うところにあります．さらに2本の動脈が腱や骨に囲まれています．そのため，カフによる動脈の圧迫が難しく，正しく血圧が測れない人がいます．

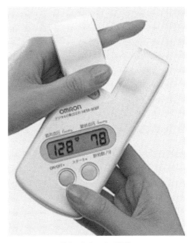

指で測る血圧計
写真提供：オムロンヘルスケア㈱

血圧を測るとき，手首の高さを心臓の高さに合わせる必要もあります．手首と心臓の高さによって，血圧が高く測定されたり低く測定されたりします．たとえば，手首の高さが心臓の高さより 10 cm 低いと血圧は正しい値より約 8 mmHg 高くなります．これらの理由により，各国の血圧測定に関するガイドラインでは手首で測る血圧計を推奨していません．ただし，肥満者や高齢者など上腕で血圧を測ることが難しい人には手首で測る血圧計が有用であるとした考え方もあります．手首の高さによる影響を解決するために，血圧計に組み込まれた加速度センサによって手首の高さをガイドする機能のついた血圧計も市販されています．図は 2002 年に日

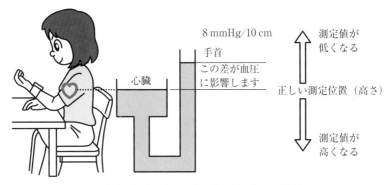

8 mmHg/10 cm
手首
この差が血圧に影響します
心臓
測定値が低くなる
正しい測定位置（高さ）
測定値が高くなる

手首と心臓の高さの差が血圧値に与える影響

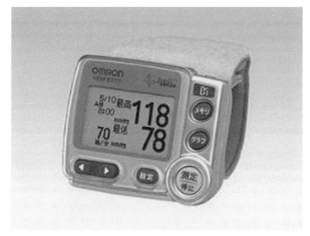

手首の高さをガイドする機能が付いた血圧計

写真提供：オムロンヘルスケア㈱

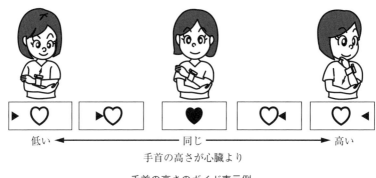

低い　◄━━━━━　同じ　━━━━━►　高い

手首の高さが心臓より

手首の高さのガイド表示例

本で初めて発売された手首の高さをガイドする機能が付いた血圧計で
す．この血圧計ではその表示画面で，手首の高さと心臓の高さの差に応
じて，▶マークが動きます．手首の高さを上下させて▶マークを♡マー
クに合わせると，手首の高さが心臓の高さに合うようになっています．

6.　情報・通信技術の適用

　血圧はできる限り長期間測り続け，そのすべての血圧値に基づいて診

断，治療をする必要があります．以前は，血圧手帳と呼ばれる手書きの血圧値のリストを病院へ持って行っていました．限られた診察時間の中で，医師は患者の血圧の変化を確認する必要がありますが，手書きの血圧値の羅列からその変化を読み取るのは非常に困難です．また，患者が血圧値を間違って記載したり，中には何回も血圧を測ってそのうち最も低い血圧値を記載したりする人もいて，必ずしも正しく診断に活用できていませんでした．プリンタ付きの血圧計や，内蔵されたメモリに血圧値を記録する血圧計により，血圧値の記録間違いは防止できるようになりましたが，医師が血圧値の羅列を読み取って診断することには変わりなく，また，後者の血圧計の場合は血圧計本体を病院に持参するという

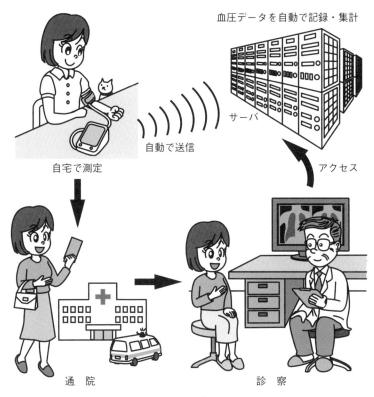

通信技術を活用した家庭血圧の診断

手間がかかりました.

　そこで，血圧値を外部へ通信する機能を内蔵した血圧計が開発されました. この機能により，血圧を測るたびに電話回線をとおしてサーバへ血圧値が送信され，病院へ行くと医師がサーバより血圧データを病院のパソコンに読み出して診断するというサービスが生まれました. パソコンに表示されるデータは数値だけでなく，グラフ化されて血圧の変化が一目でわかるようになっています. これにより，家庭で測定した血圧値に基づいて正しく診断できるとともに，患者は血圧値を記録する手間や，血圧値を病院へ持っていく手間から解放されました.

　Bluetooth などの無線技術により個人のスマートフォンに血圧値を送信する血圧計もあります. スマートフォンに送信された血圧値は，さまざまなアプリケーションで活用でき，健康管理に役立てることができます.

　インターネットを活用した血圧管理の研究によると[7]，インターネットにより血圧管理されている群は管理されていない群と比較し家庭血圧が有意に下がり，患者自身の血圧管理に対するモチベーションも向上した，という報告があります.

7.　ウェアラブル化への進展

　血圧は 1 日の中でも常に変化しています. 家庭だけでなく，職場や外出先でもストレスを感じたときや少し気分がすぐれないときなどに血圧を測ることが重要です. いつでもどこでも血圧が測れるように腕時計型の血圧計の開発が行われています. 通常の腕時計のように常に身につけておき（ウェアラブル），血圧を測る必要性を感じたらその場で血圧を測ることが可能になります[8].

8.　連続測定の実現

　心臓は 1 日に約 10 万回収縮と拡張を繰り返しており，その 1 拍ごとに血圧が変動しています. その変動の中で，あるタイミングで異常に血

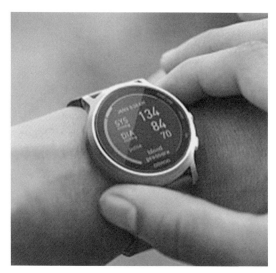

腕時計型の血圧計
写真提供：オムロンヘルスケア㈱

圧が高くなることがあります．これを血圧サージと呼び，病気のリスク
になっていることがわかってきました．血圧サージのなかでも，朝の目
覚める前後に血圧が異常に高くなることをモーニングサージと呼びま
す．日本人の約2万1千人を対象にした研究では，脳卒中や心筋梗塞な
どのリスクを血圧が正常の人と比べると，日中に血圧が高い人は1.46
倍でしたが，日中の血圧は正常にもかかわらず朝だけ血圧が高い人は
2.47倍であることがわかりました．病院や健康診断で血圧が正常でも，
朝だけ高いと命に関わる病気のリスクが高まるといえるでしょう．

　交感神経の働きによって血圧の変化はコントロールされています．交
感神経が何らかの理由で異常な働きを起こすと血圧が異常に高くなった
りします．交感神経が異常な働きを起こす要因としては，加齢，肥満，
塩分のとり過ぎ，飲酒，喫煙，ストレスなどがあります．これらの要因
が複数積み重なることによって血圧サージを引き起こすと考えられてい
ます．

　夜寝ている間にも血圧サージが起こることがあります．その要因とし

て睡眠時無呼吸症があります．睡眠時無呼吸症は睡眠中に呼吸がしばらくの間止まる症状です．呼吸が止まることで体内の酸素が不足し，交感神経の働きが異常になって血圧が異常に高くなります．

　これまでの血圧を測る技術であった，聴診法，マイクロホン法，オシロメトリック法は，カフで動脈を最高血圧より高いカフ圧で圧迫したあと，徐々にカフ圧を下げながら血圧を測るため，1拍ごとの血圧を測ることはできませんでした．

　そこで，トノメトリ法という技術を使い連続して1拍ごとの血圧を測る血圧計が開発されました．トノメトリ法は，手首の橈骨動脈に圧力センサを平らに押し当てて動脈内の圧力を測り，1拍ごとの血圧を測る技術です．

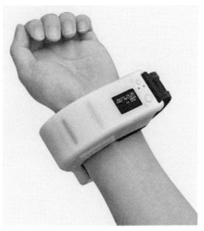

トノメトリ法を使用した血圧計
写真提供：オムロンヘルスケア㈱

　1拍ごとの血圧が測れるので，これまで捉えられなかった血圧サージと呼ばれる血圧の急激な変化の大きさや，その発生頻度が測定できるようになりました[9]．これらの情報は，心筋梗塞や脳卒中などの病気の早期発見，診断，治療に役立つと考えられています．

　血圧を測る技術は日々進化しています．より簡単に，より正確に，血圧を測る．病院での血圧測定から，家庭での血圧測定，さらに，いつでもどこでも血圧を測れるようになる．朝・夜などの1日数回の血圧測定から，1心拍ごとの血圧測定へ．これらの技術の進化により，心筋梗塞や脳卒中などの病気の早期発見，診断，治療の技術も進化し，人々の健康で健やかな生活につながっていきます．

☞ 世界で最も血圧の低い民族「ヤノマモ族」

ブラジルとベネズエラの国境近くに住むヤノマモ族は，世界で最も血圧の低い民族といわれています．ヤノマモ族の血圧値は，最高血圧が平均 96.0 mmHg（78.0〜128.0 mmHg），最低血圧が平均 60.6 mmHg（37.0〜86.0 mmHg）です．一般的に健康な人の最高血圧が 120 mmHg ですから，ヤノマモ族の血圧はかなり低いといえます．一般的に歳をとるにつれて血圧が高くなっていきますが，

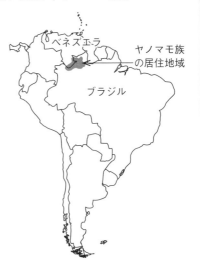

ヤノマモ族では歳をとっても血圧は高くなりません[10]．

ヤノマモ族は，狩猟と焼畑農業中心の生活をしており，主な食物は，動物の肉，魚，昆虫，バナナ，芋の一種であるキャッサバです．食塩は使っておらず，酒を飲まない，乳製品を摂取しないという食生活です．肥満者がほとんどおらず，運動量が多い，など高血圧になりにくい生活をおくっています．高血圧にならないためには，食事や運動の習慣が大切です．

☞ メタボリックシンドローム

メタボリックシンドローム，略してメタボとも呼ばれるという言葉があります．「メタボリック」とは「代謝の」という意味で，「シンドローム」とは「症候群」という意味です．メタボリックシンドロームは，肥満，特に内蔵脂肪がたくさんたまっている人が，糖尿病，高血圧，脂質代謝異常 *などの病気になった状態をいいます．メタボリックシンドロームは心筋梗塞や脳卒中などの心臓や脳の病気につながり，その治療がおくれると死につながることもあります．メタボリックシンドロームにならないためには，腹八分目といわれるように食事をおなか一杯ま

---

*　脂質代謝異常とは，血管のなかにコレステロールや中性脂肪がたくさんたまり，放っておくと血管が詰まってしまう病気のことです．

で食べない，脂肪や塩分やお酒を控えめにする，定期的に運動をする，たばこは吸わない，といった生活をおくることが必要です．

第3章　体組成を測る

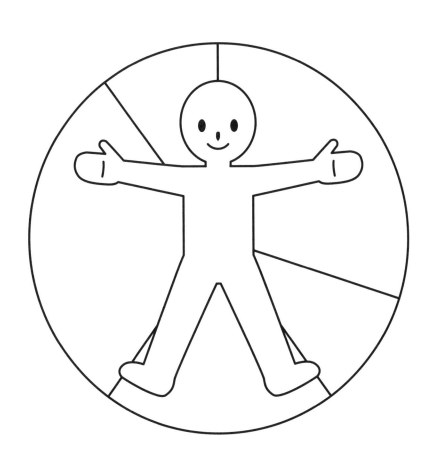

─── はじめに ───

　体組成とは，骨，筋肉，脂肪，水分など身体を作っている組織やその割合のことをいいます．体組成計のおかげで，家庭でも簡単に体組成を測れるようになりました．

　図は，人の身体を作っている組織のおおよその比率を示したものです．

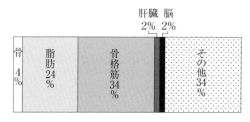

人の身体の組織の比率

　筋肉は，身体を動かすときに使う**骨格筋**，胃や腸などの心臓以外の臓器や血管を構成する**平滑筋**，心臓を構成する**心筋**に分類されます．骨格筋は骨と一緒に身体を支える役割もあり，運動などで鍛えられる筋肉です．

　脂肪は，体温を維持する，エネルギーを蓄える，ホルモンバランスを調節する，などの機能があります．皮膚の下に蓄積される**皮下脂肪**と，内臓の周りに蓄積される**内臓脂肪**に大きく分けられます．

　体組成計では，体重をはじめとして，体重に対する脂肪の重さの割合を示す体脂肪率や，内臓脂肪・皮下脂肪・骨格筋の量または比率，基礎代謝量などが測れます．

　この章では，体組成測定の歴史，体組成の測定原理，体組成計のしくみ，体組成を測る必要性，について説明します．

体組成測定の歴史

　体重を測る起源は古く，インドのムガール王朝の王様が毎年誕生日に自分の体重を測り，国民に告知したのが始まりといわれています．当時，人々は飢餓におびえる日々を送っていたため，王様の体重の増加は国の繁栄を示していると考えられていました．

　体重計を初めて作成したのは，体温計も考案したイタリアのサントリオ（Santorio Santorio, 1561-1636）とされています．サントリオは体重計の上で食事や排泄などの日常生活を送り，食べたり飲んだりした量と，排泄された量の比較を行いました．その結果，食べたり飲んだりした量より排泄された量がはるかに少ないことをつきとめ，身体の中で栄養分が代謝される基礎代謝や，汗以外の皮膚および呼気からの水分蒸発である不感 蒸 泄という生理学の基本となる現象を初めて明らかにしました．

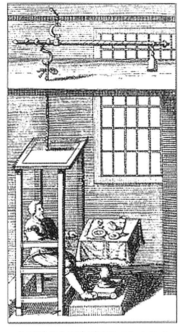

体重計の上で生活するサントリオ

　日本では，江戸時代に養生訓で有名な貝原益軒が体重を測っていたことが記録されています．当時は，天秤ばかりという非常に大がかりな装置で体重を測っていました．貝原益軒は病弱であったため，体重によって健康管理を行っていたと考えられています．

　日本で体重が習慣的に測定されるようになったのは1930年代です．当時は結核などの感染症で亡くなる人が多く，感染症にかかると体重が減少するため，体重の重いことが健康であると考えられていました．家庭で体重を測るようになったのは，家庭用の体重計（次ページ）が1959年に発売されたころからです．医学の進歩により感染症にかかる人が減少し，かわって，経済成長による食生活を含む生活習慣の欧米化にともない，糖尿病，高血圧，高脂血症，動脈硬化などの生活習慣病と呼ばれる病気が増加しました．

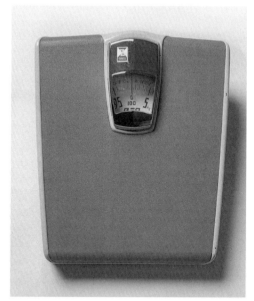

家庭用ヘルスメーター（1959年）
写真提供：㈱タニタ

　生活習慣病の原因の一つとして肥満があげられます．そこで，肥満の
度合を示す BMI（Body Mass Index）という指標が一般に広がりまし
た．

$$BMI＝体重÷（身長×身長）$$

で計算されます．しかし，体形が異なっていても BMI が同じである場
合があります．これは，同じ体重・身長の人でも脂肪と筋肉の量が異な
るためです．筋肉の比重は脂肪に比べて約1.2倍あるため，脂肪の多い
人は体格が大きくなります．脂肪の多いことが生活習慣病の発症につな
がるため，体重に加えて体脂肪率を測る必要性がでてきました．1992
年に世界初の乗るだけで計測できる体脂肪計が開発され，1994年には
家庭向け体脂肪計[2]も発売されました．

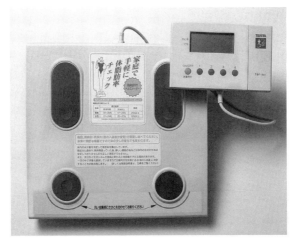

世界初の家庭用脂肪計付ヘルスメーター（1994年）
写真提供：㈱タニタ

皮下脂肪と内臓脂肪のうち，内臓脂肪が生活習慣病に影響を与えることがわかっています．体組成を測る技術の進歩により，体重と体脂肪率に加え，内臓脂肪のレベル，筋肉量，基礎代謝量も測れる体組成計が2003年に発売されました．

体組成を測る

1. 体組成の測定原理

生きている人の体組成を直接測る方法は残念ながらありません．したがって，間接的に測る方法をもちいることになります[1]．

ほとんどの体組成計は生体電気インピーダンス法（BIA：Bioelectrical Impedance Analysis）を利用して体組成を推定しています．人体に50 kHz前後，約0.5 mAの微弱な交流電流を流し，電気の通りやすさを表す電気抵抗（インピーダンス）を測定します．筋肉や血管など水分の多い組織は電気を通しやすく，脂肪はほとんど電気を通さないという性質から，インピーダンスの大きさは除脂肪量と呼ばれる脂肪を除いた身体の組成の量に相関しています．

　通常，生体電気インピーダンス法では図のように，外側の二つの電流電極から人体に電流を流し，内側の二つの電極間の電圧を測定する，四電極法が用いられます．測定された電圧の大きさが電気抵抗（インピーダンス）に相当します．

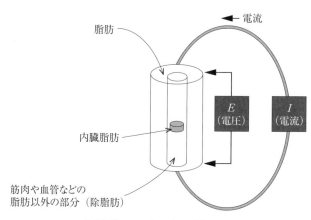

脂肪

電流

E
（電圧）

I
（電流）

内臓脂肪

筋肉や血管などの
脂肪以外の部分（除脂肪）

生体電気インピーダンス法の原理

　生体電気インピーダンス法は操作が簡単で，人への影響が少なく，短時間で測定できる特徴があります．測定値は体内の水分量に大きく影響を受け，体温による電気の伝導率の変動にも影響を受ける，ことなどから測るときには注意が必要です．

　測定されたインピーダンスから体脂肪量を推定する基本的な考え方として，円筒モデルによる推定があります．均質な円筒形の導体のインピーダンスは，導体の長さに比例し，断面積に反比例します．身体を均質な円筒形をした導体に見立て，あらかじめ入力された身長と測定されたインピーダンスから，除脂肪量の体積が求められます．求められた除脂肪量の体積と一般的に定義されている除脂肪量の密度から，除脂肪量の重量である除脂肪体重が求められ，体重から除脂肪体重を引くと体脂肪の重量である体脂肪量が求められます．

均質な円筒形の伝導体のインピーダンスは，伝導体の長さに比例し，断面積に反比例する。

仮定 インピーダンスの性質

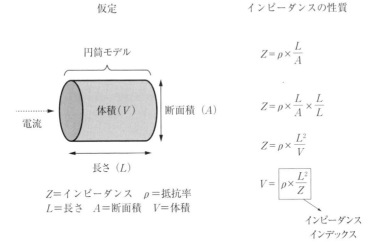

$$Z = \rho \times \frac{L}{A}$$

$$Z = \rho \times \frac{L}{A} \times \frac{L}{L}$$

$$Z = \rho \times \frac{L^2}{V}$$

$$V = \boxed{\rho \times \frac{L^2}{Z}}$$

Z＝インピーダンス　ρ＝抵抗率
L＝長さ　A＝断面積　V＝体積

インピーダンス
インデックス

円筒モデルによる生体インピーダンスから除脂肪量を推定

　しかし，身体を構成している組成は均質に分布していない，身体は単純な円筒形ではない，年齢や性別により体組成の成分が異なる，ことなどから円筒モデルでは正しい体脂肪量の推定ができません．インピーダンスから体組成を正しく推定するために，基準測定法を使って測定して得られている体脂肪，内臓脂肪，皮下脂肪，骨格筋の量に関するデータと，身長，体重，年齢，性別などを組み合わせて計算します．

2. 体組成を推定するための基準測定法

　体脂肪，内臓脂肪，皮下脂肪，骨格筋の量の基準測定法を説明します．

・水中体重秤量法

　水中体重秤量法とは，アルキメデスの原理を利用して体脂肪を測定する方法で，体脂肪率の基準測定法となっています．

　物体を水に沈めると，物体と水の密度の差によって物体には浮力とい

う重力とは逆向きの力がかかります.
浮力は，水中に沈めた物体が押しのけ
た体積の水の重さに等しくなります.
これをアルキメデスの原理といいま
す. 水中での物体の重さは浮力を受け
るので，空気中での物体の重さから浮
力を差し引いた重さとなります. 逆に
考えると，空気中での重さから水中で
の重さを差し引くと浮力の大きさがわ
かります. この浮力の大きさを水の密
度で割ると物体の体積が求められま
す.

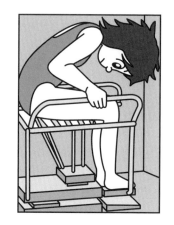

水中体重秤量法

　人の体積を求める場合には，水槽の中に体重計を設置し，息を吐き
きって水槽に沈み体重を測ります. これを水中体重といいます. 水中体
重と空気中での体重の差から，アルキメデスの原理で人の体積を求めま
す. この体積と空気中での体重から人の身体の密度を算出し，その密度
をブロゼック（Josef Brozek, 1913-2004）の式[3]と呼ばれる体脂肪率
の変換式に代入すると体脂肪率が求められます. このブロゼックの式
は，死体を分析した結果を使って導かれたものです.

　この方法では，息を吐ききってから水槽に沈む苦しさや，肺に残る空
気の量の個人差の影響があります. また，内臓脂肪と皮下脂肪の区別は
できません.

　・二重X線吸収法（DXA法：Dual Energy X-ray Absorptiometry）
　骨の中のカルシウムを含むすべてのミネラルの量である骨塩量を測定
するために開発された方法です. エネルギーレベルの異なる二種類のX
線を測定対象に照射し，X線の吸収量の違いから骨塩量や脂肪量，身体
を作る組織から脂肪量を除去した除脂肪量を測定します.

　短時間で測定できるので測定される人への負担が少なく，測定する人や測定される人による誤差も少ない，測定の精度が高い方法といわれています．ただし，内臓脂肪と皮下脂肪の区別はできません．

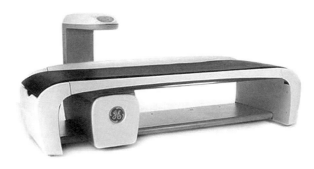

X線骨密度測定装置
写真提供：GE ヘルスケアジャパン㈱

・X 線断層撮影法（X 線 CT：X-ray Computed Tomography）

　X 線を使って撮影した人体の断面画像から，内臓脂肪面積や皮下脂肪面積を算出する方法です．内臓脂肪と皮下脂肪を区別できる内臓脂肪測定の基準法となっています．

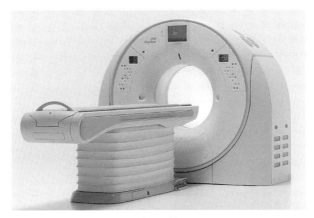

X 線 CT 装置
写真提供：キヤノンメディカルシステムズ㈱

79

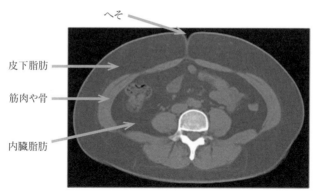

人の身体のX線CT断面画像
写真提供：オムロンヘルスケア㈱

　短時間で測定できることから測定される人への負担が少なく，画像も鮮明でわかりやすい方法です．

　・核磁気共鳴画像法（MRI：Magnetic Resonance Imaging）

　磁界と電波を使って撮影した人体の断面画像から，内臓脂肪面積や皮下脂肪面積を算出する方法です．放射線の被曝がなく安全性が高い方法です．測定中の騒音が大きく，人によっては不快に感じることがありま

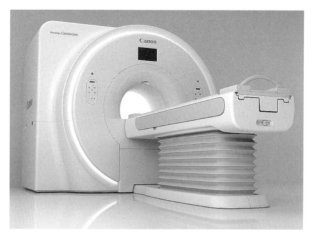

MRI
写真提供：キヤノンメディカルシステムズ㈱

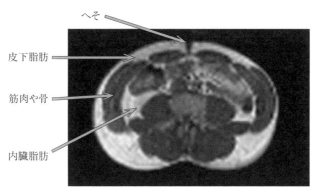

へそ

皮下脂肪

筋肉や骨

内臓脂肪

人の身体の MRI 断面画像
写真提供：オムロンヘルスケア㈱

す．X 線 CT と比較すると，MRI は呼吸の動きや腸管の蠕動により画像が不鮮明になる場合があります．

　以上の方法を使って測定した多くのデータから，体脂肪，内臓脂肪，皮下脂肪，骨格筋などの量を推定する基準を求めています．

☞　体組成を測るその他の方法
　　（皮下脂肪厚測定法：キャリパー法）

　皮下脂肪厚測定器またはキャリパーと呼ばれる専用の機器を使用して，皮下脂肪の厚みを直接測り体脂肪率に換算する方法です．人の皮膚の厚みは 0.5〜2.0 mm と薄いため，身体の外部から皮下脂肪の厚みが直接測定できます．

　測定は，上腕の背中側および背中の肩甲骨の下で行います．これに腹部を追加することもあります．測定部位を指でつまみ，そこから１cm 程度離れたところをキャリパーで挟みます．つまんだ部位に対してキャリパーが垂直にあたるようにします．測定した皮下脂肪の厚さから身体密度を算出し，算出された身体密度より前述のブロゼック（Brozek）の式を用いて体脂肪率に換算します．皮下脂肪の厚さから身体密度を算出するには，「長嶺と鈴木の式」[4] という換算式を使用します．キャリパーは安価で簡単に使用できますが，測定者の技術によって誤差が生じ

ます.

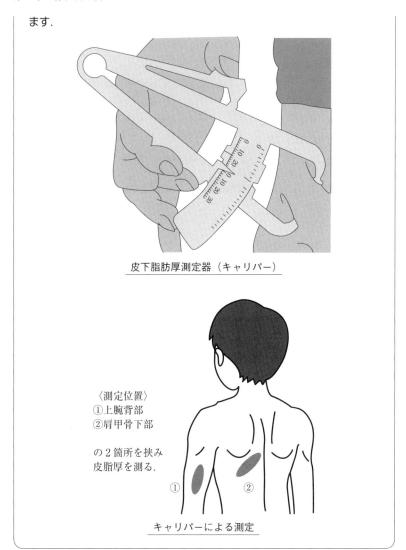

皮下脂肪厚測定器（キャリパー）

〈測定位置〉
①上腕背部
②肩甲骨下部

の 2 箇所を挟み
皮脂厚を測る.

キャリパーによる測定

体組成計のしくみ

　図は体組成計がどのような部品から作られているかを示したもので
す. 身体に微弱な電流を流してインピーダンスを測定するための電極,
体重を測るセンサであるロードセル, 体重や体組成の各測定値を表示す

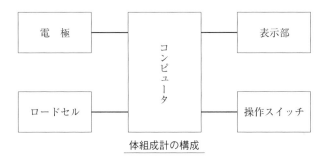

体組成計の構成

る液晶表示部，測定の開始や停止の操作，および，身長や年齢，性別などの体組成の測定に必要な情報を入力する操作スイッチ，これらを制御するとともに測定値から体組成を求めるコンピュータから構成されています．

1. ロードセル

ロードセルは，重さを電気信号に変換するために使われるセンサです．一般的なロードセルは素子が変形したときに抵抗値が変化するひずみゲージを使用しています．図にロードセルの概略を示します．いま，矢印の方向に体重がかかっているとすると，ひずみゲージには引っ張ら

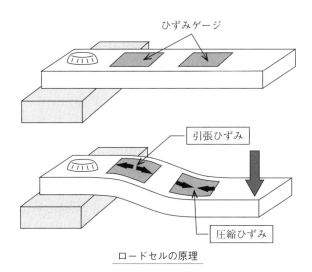

ロードセルの原理

れる方向のひずみと圧縮される方向のひずみがそれぞれ加わります．これらのひずみによって発生した抵抗値の変化をコンピュータで計測し体重に換算します．体重によって発生する抵抗値の変化は微小なため，精度よく抵抗値の変化を検出するために，血圧計の圧力センサでも説明したホイートストンブリッジを使用しています．

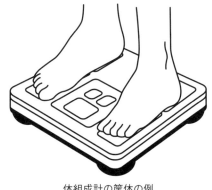

体組成計の筐体の例

ロードセルは，図のような身体をのせる筐体またはハウジングと呼ばれるものの中に入っています．もし体をのせたとき筐体そのものがひずんでしまうと，内部にとりつけられているロードセルのひずみ量が小さくなってしまい，正しく体重を測れません．体重の重い人がのっても筐体自身はひずまない構造となっています．

体組成計に身体をのせたとき，わずかですが体組成計は振動しています．その振動が続いている間では検出されるロードセルの抵抗値も大きく変動しており，その間は正しく体重を測定できません．ロードセルの抵抗値の変動の大きさや，変動が始まってからの経過時間などによって，振動がおさまったことをコンピュータが判断してから体重を測定しています．

2.　電　　　　極

体組成を推定するために，人体には害のない微弱な電流を身体に流してインピーダンスを測定します．その電極の構成は，全身式，両手式，両足式の3種類があります．**全身式**は，両手両足の電極で全身のインピーダンスを測定します．**両手式**は，両手の電極で主に上半身のイン

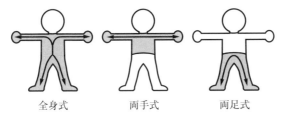

全身式　　　両手式　　　両足式

インピーダンスの各測定方式

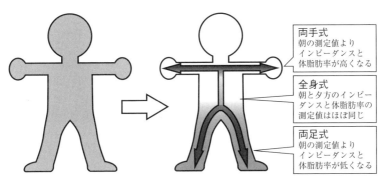

両手式
朝の測定値より
インピーダンスと
体脂肪率が高くなる

全身式
朝と夕方のインピー
ダンスと体脂肪率の
測定値はほぼ同じ

両足式
朝の測定値より
インピーダンスと
体脂肪率が低くなる

朝（体内水分量は均一）　　夕方（重力で体内水分が下半身に集まる）

各測定方法での体内水分移動によるインピーダンスと体内脂肪率の日内変化

ピーダンスを測定します．両足式は，両足の電極で主に下半身のイン
ピーダンスを測定します．

　生体電気インピーダンス法は体内の水分量の影響を受けます．水分量
が多いほどインピーダンスは低くなります．人は地球の重力の影響を1
日中受けているため，朝起きてから夜眠るまでの間に体内の水分は地球
の重力によって下半身の方へ移動していきます．全身式は体内の水分の
移動の影響を受けにくい方式です．両手式および両足式はその影響を受
けるため，朝と夜とでは測定したインピーダンスが異なっています．両
手式は夜に上半身の水分量が減るためインピーダンスが高くなり，体脂
肪率は高くなります．逆に，両足式は夜に下半身の水分量が増えるため
インピーダンスが低くなり，体脂肪率は低くなります．このように，測

定方式によっては，測定する時刻の影響を受けます．測定は日々の変化を知ることが重要なので，毎日同じ時刻に測る必要があります[5]．

体組成を測る意味

　体組成を毎日測ってデータを記録すると，正しいダイエット，病気の予防，老化の予防などのそれぞれに役立ちます．

1.　体組成の測定で正しいダイエット

　食事の摂取とエネルギーの消費を繰り返す毎日のカロリーのバランスによって，体重と体組成が変化します．「正しいダイエット」とは「体組成を変える」ということです．

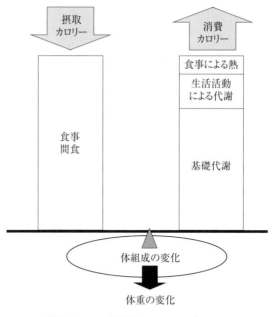

摂取カロリーと消費カロリーのバランス

　カロリーを消費する総代謝は，**基礎代謝**，生活活動・運動による代謝，食事による熱産生の三つに分けられ，総代謝の70％を占めるのが

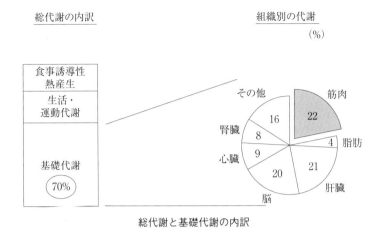

総代謝の内訳

組織別の代謝
(%)

食事誘導性
熱産生

生活・
運動代謝

基礎代謝
(70%)

その他
筋肉
16
22
腎臓
8
4 脂肪
心臓
9
20 21
脳 肝臓

総代謝と基礎代謝の内訳

基礎代謝です[6]．基礎代謝の中でも筋肉での代謝が最も多いため，筋肉を増加・維持することが正しいダイエットにつながります．たとえば，食事療法と運動療法を併用してダイエットをした場合，運動により筋肉を維持できるため基礎代謝量が維持でき，リバウンドの少ないダイエットが実現できます．一方，食事療法だけのダイエットでは，摂取カロリーが減少することに対して，身体は防衛反応として基礎代謝量を減少させます．このため，逆に痩せにくい身体になります．体組成計を使って基礎代謝量や骨格筋の量を管理すれば，正しいダイエットが実現できます．

2. 体組成の測定で病気の予防

メタボリックシンドロームとは，肥満（高 BMI），高血圧，糖尿病，高脂血症（高コレステロール血症）などの危険因子が二つ以上重なっている状態をいいます．これらの危険因子は，その程度が病気と診断する基準値を超えていない状態でも，二つ以上重なっていると，動脈硬化などの病気を発症するリスクが高くなります．危険因子を持っていない人と比較し，危険因子を二つ持っている人は9.7倍，危険因子を三つ以上

持っている人は31倍，それぞれ病気を発症するリスクが高くなります[7].

　食べ過ぎや運動不足などの生活習慣の乱れにより内臓脂肪が蓄積されると，メタボリックシンドロームが生じます．メタボリックシンドロームが進行すると，高血圧や糖代謝異常などが起こり，それらが動脈硬化，虚血性心疾患や脳血管障害につながり，やがて心不全や脳卒中，腎不全などの重大な病気の発症につながります．この，ドミノ倒しのように病態が連鎖することをメタボリックドミノと呼ばれています．

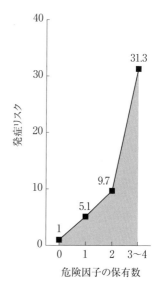

危険因子の数と心臓病発症のリスクの関係

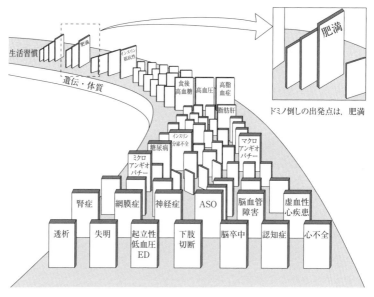

ドミノ倒しの出発点は，肥満

メタボリックドミノ

　脂肪組織からは身体に大切なアディポサイトカインという物質が血液中に放出されていることがわかってきました．アディポサイトカインにはさまざまな種類があり，その中のアディポネクチンという物質は，動脈硬化，糖尿病，高血圧の予防する働きがあります．内臓脂肪が増えると，アディポネクチンの分泌が減り，代わって動脈硬化，糖尿病，高血圧を悪化させる物質が増加します．体組成計を使って体脂肪率や内臓脂肪の量を管理すると，メタボリックシンドロームの予防につながります．

3.　体組成の測定で老化の予防

　老化によって筋肉量が落ち，筋力や身体機能の低下が起こることをサルコペニアと呼びます．身体の中では，筋肉は作られたり分解されたりして筋肉量を維持しています．高齢になると，タンパク質の摂取量の低下や運動量の減少により作られる筋肉の量が減り，分解される筋肉の量を補いきれなくなってしまい，筋肉量が低下します．

　サルコペニアになると，手足や体幹の筋肉量の減少にともなう転倒の危険性の増加や，嚥下筋と呼ばれる飲み込むための筋肉量の減少にともなう嚥下障害や誤嚥につながります．体組成計を使って骨格筋レベルを管理すると，サルコペニアの予防にもつながります．

体組成の正しい測り方

　体組成を正しく測るためには，測り方が重要です．

① 測定姿勢や測定する時間帯，測定時の服装，測定前の生活状況など，毎回ほぼ同じ条件で測ります．

② 体組成計はフローリングなどの硬くて平らな床面に置きます．畳やじゅうたんなどのやわらかい床面では正しく測れません．

③ 体組成は体内の水分量に影響されます．体内の水分量が変化している食事の直後では正しく測れません．身体が濡れていても正しく測れません．起床後すぐに，または食後や入浴後2時間

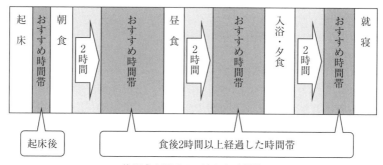

起床後　　　　　食後2時間以上経過した時間帯

体組成を測るのに適した時間帯

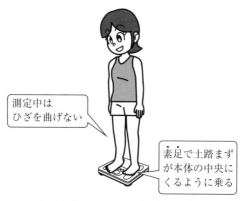

測定中は
ひざを曲げない

素足で土踏まず
が本体の中央に
くるように乗る

体組成計の正しい測り方（両足式）

以上経過してから測ります.

④　激しい運動の後や大量の汗をかいたあとなどに, また, 運動・
入浴・気温のため体温が通常よりも大きく変化しているときは
測りません.

⑤　体組成計には素足で, 土踏まずが本体の中央にくるようにして
のります. 測定中はひざを曲げず, リラックスした状態で立
ち, 体を動かさないようにします. 全身式の場合は, 電極を
握った両腕が身体と 90° になるように前に腕を伸ばします.

☞　緯度によって体重は異なる？

　地球上では，すべてのものを地球の中心へ引っ張る**引力**と，地球の自転によりすべてのものを地球の外側へ引っ張る**遠心力**とが，それぞれ加わっています．引力は地球上でほぼ一定ですが，遠心力は北極，南極で最小となり，赤道付近で最大となります．物体にかかる重力は，引力と遠心力の差になるので，緯度によって変わります．

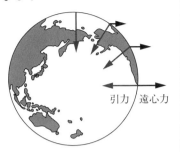

地球の緯度による遠心力の違い

　日本国内で重力を比較すると，北海道の札幌で 9.805 m/s^2，沖縄の那覇で 9.791 m/s^2 ですので，その比は 9.791÷9.805＝99.86％となります．札幌で 100 kg 重のものは那覇で 99.86 kg 重となります．体重は質量ですが，一般の体重計・体組成計は重量を測定しているため，重力の違いを受けます．そこで，地域ごとの重力の差を補正する仕組みが体重計・体組成計に備わっています．

第4章　歩数・活動量を測る

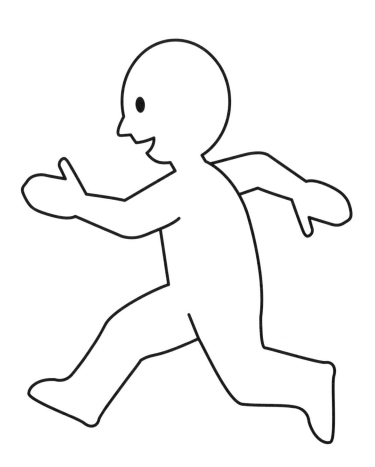

　歩数計は，歩いた歩数を測ります．中には歩いたときの消費カロリーを測れるものもあります．歩数計は，腰につける従来のタイプの他に，鞄や衣服のポケットに入れて使用するタイプ，腕時計やリストバンドのように手首に装着するタイプがあります．携帯電話やスマートフォンにも歩数を測る機能が組み込まれており，歩数を測るのは日常生活の一つとなりつつあります．

　活動量計は，単に歩数や歩行による消費カロリーを測るだけではなく，歩行以外の活動による消費カロリーを算出したり，歩いた距離や経路を記録したりするなど，その機能はますます充実してきています．

　この章では，歩数・活動量の計測の歴史，歩数計・活動量計のしくみ，歩数・活動量を測る意味，を説明します．

歩 数 と 活 動 量

　歩数とは，何歩歩いたかを示す数のことです．歩数を自動的に数え記録してくれるのが歩数計です．

　活動量とは，どれだけ体を動かしたかの量のことです．活動量は，運動と生活活動の両方からなります．活動量を測るのが活動量計です．活動量を表す単位としてカロリー，メッツ，エクササイズがあります．カロリー（kcal）は，運動などの活動によって消費されるエネルギーの量を表します．カロリーで活動量を表した場合，個人の体重によって差が生じます．たとえば，体重 40 kg の人と体重 80 kg の人が同じ量の運動を行った場合，体重 80 kg の人は体重 40 kg の人の 2 倍のエネルギーを消費します．個人の体重差に関係なく活動量を表す単位がメッツとエクササイズです．メッツ（METs）は，活動の強度を表す単位で，安静時の何倍に相当するかで表します．座って安静にしている状態を 1 メッツとし，時速 4 km で歩いているときが 3 メッツに相当します．エクササイズ（Ex）は，活動の量を表す単位で，活動の強度（メッツ）×時間で算出されます．

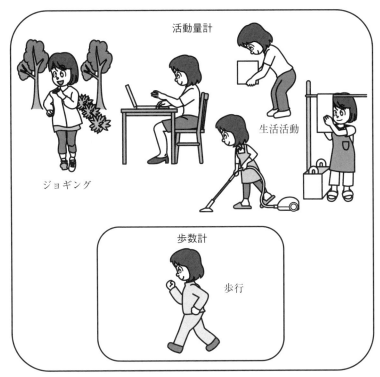

活動量計

生活活動

ジョギング

歩数計

歩行

歩数計と活動量計

　厚生労働省が定めた「健康づくりのための身体活動基準 2013」[1] によると，強度が 3 METs 以上の身体活動を 1 週間に 23 Ex 行うことで，生活習慣病および生活機能低下のリスクを低減できるとしています．歩行の強度が 3 METs ですので，毎日 1 時間歩くことが推奨されています．

歩数・活動量の計測の歴史

　世界で初めて歩数計を考案したのはレオナルド・ダ・ヴィンチ（Leonardo da Vinci, 1452-1519）といわれています．歩数計の考案図は残されていますが，実際には製作されなかったようです．

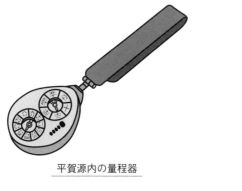

平賀源内の量程器

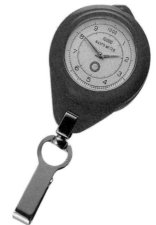

日本初の万歩計
写真提供：山佐時計計器㈱

　実際に歩数計を製作したのは，フランスの物理学者ジャン・ド・オト
ファイユ（Jean de Hautefeuille, 1647-1724）が1712年に作ったものと
する記録もありますが，多くの記録ではスイスの時計職人アブラハム・
ルイ・ペルレ（Abraham Louis Perrelet, 1729-1826）が1780年に初め
て作ったとされています．

　日本では，1755年に平賀源内がヨーロッパの歩数計を改良した 量 程
器と呼ばれる歩行距離を測るものを製作しました[3]．腰に装着して使用
し，歩行による腰の上下の振動により振り子が動きその数を数える機構
は，現在の歩数計の測定原理と変わりありません．

　現在に使用されている歩数計は，1965年に初めて発売されました．
当時の日本は高度経済成長期にあり，自家用車の普及，新幹線や首都高
速道路の開通などにより，日本人の生活スタイルが欧米化し始めまし
た．生活スタイルの変化にともない，日本人の肥満の増加や運動不足を
危惧した東京クリニックの院長 大矢巌先生が，歩数計のアイデアを工

業用計器のメーカに持ち込み，商品化につながりました．

☞ 「万歩計」と「歩数計」

万歩計とは，日本で初めて歩数計を 1965 年に発売した山佐時計計器株式会社の登録商標です[2]．発売当時の 1 日の目標歩数であった 1 万歩が商品名にされました．山佐時計計器株式会社以外の会社は「万歩計」という商品名を使用できないため，一般名称である**歩数計**を使用しています．

　一日一万歩という目標をよく耳にします．この目標は，大矢先生が歩数計の商品化を思いついたとき，歩数の目標として直感で決定したのが始まりです．その目標の妥当性が後になって証明されました．成人の男女が健康を保つためには 1 日当り 300 kcal のカロリーを生活や運動で消費する必要があるといわれています．普通に歩いた場合，約 3 000 歩で 100 kcal のカロリー消費となるので，目標の 300 kcal をカロリー消費するためには，約 1 万歩がちょうどよい目標となります．

　歩数の目標は非常にわかりやすく，老若男女問わず目標にしやすいものでした．しかし，同じ歩数でも，歩幅や歩くスピードで消費されるカロリーは異なります．歩行以外にも家事や仕事などで体を動かすことでもカロリーを消費します．したがって，歩数を測るだけでは正確な消費カロリーを測るには限界があります．そこで，歩数だけではなく体の動きも検出して，すべての消費カロリーを推定できる**活動量計**が登場しました．

　活動量計の登場によって，体の動きからその人の行動を分析し，家事や休息などの生活活動を見分けられるようになりました．個人の生活習慣を可視化することが，ライフスタイル改善に活用されています．日々の行動を知り，どの部分を改善できるか，そのためには他の部分をどう工夫したらよいかなどの検討ができます．

歩数計・活動量計のしくみ

　図は，歩数計・活動量計がどのような部品から作られているかを示したものです．身体の動きを検出するセンサ，歩数や活動量などの測定値を示す液晶表示部，表示の切り替えなどを入力する操作スイッチと，これらを制御するとともに活動量を求めるためのコンピュータから構成されています．歩数計・活動量計には電源スイッチがありません．これは歩数や活動量を1日中測り続けるため，電源をオン・オフする必要がないからです．

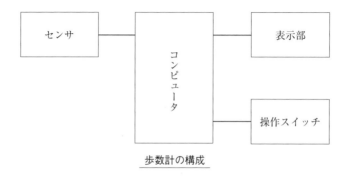

歩数計の構成

　身体の動きを検出する方法には，振り子運動を利用するものと，加速度センサを使うものとがあります．

1. 振り子運動を利用する方法

　歩数計内部に振り子が設けられています．歩行によって体が上下するのにともなって，歩数計の振り子も上下します．この上下運動により歩数を数えるために歯車を動かしたり，振り子の先に取り付けられた磁石が磁気センサの前を通過し磁気センサをオン・オフしたりすることで歩数を測ります．

　振り子の動く方向が決まっているため，歩数計本体を横にすると振り子が動けなくなり歩数が正しく測れません．腰付近に正しい方向に取り

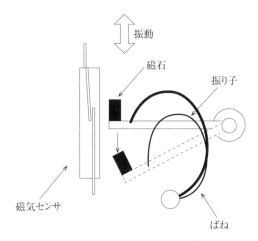

振り子運動を利用した歩数計の構造

付けて使用するのが基本です.

　振動の強さによって振り子の動く量が変わるため，すり足で歩くなど
すると測れなかったり，走ると歩数を多く測ったりもします．歩行以外
の振動，たとえば電車やバスなどの乗り物に乗っている時の振動などに
も反応し，歩数として測ってしまう問題点もあります.

2.　加速度センサを使う方法

　振り子運動を利用する計測の欠点を解消したのが，加速度センサによ
る計測です．図は圧電素子を利用した加速度センサです．身体の上下の

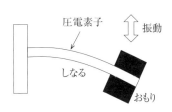

加速度センサを利用した歩数計
の構造

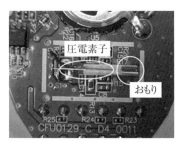

歩数計に搭載されている加速度センサ
写真提供：オムロンヘルスケア㈱

99

動きにより圧電素子がしなり，電圧が発生します．この電圧の変化を検出して，身体の動きによって発生する速度変化，すなわち加速度のパターンを測定します．

　身体の動きによって発生する加速度のパターンは歩行やその他の動作でそれぞれ異なっています．また，電車やバスなどの乗り物にのって体が振動しているときも異なります．そこで，加速度センサで検出された加速度のパターンを，あらかじめ用意されている歩行時の加速度のパターンと比較し，パターンが一致したときのみ歩数としてカウントします．この方法により，乗り物に乗っているときの振動による誤測定がなくなりました．

　加速度のパターンを測定できるので，身体の動きの強度も判定できるようになり，早歩きなどの歩行の強度も分析が可能となりました．歩行や運動に関する研究が進み，歩数だけではなく，歩行の強度も重要であることがわかってきました．加速度センサを搭載した歩数計の登場で，通常歩行と強度の高い歩行とを区別して測れるため，強度の高い歩行をするモチベーションを上げることにつながりました．

　加速度センサから得られる身体の動きの信号には，さまざまな情報が含まれています．上下・左右・前後の三方向の加速度を検出できる加速度センサを搭載した機器では，機器の上下・左右・前後方向の加速度を測定できます．これら三方向の加速度が組み合わさった信号のパターンと，あらかじめ用意された歩行以外のジョギングや掃除・洗濯・炊事な

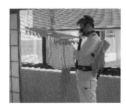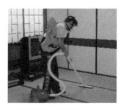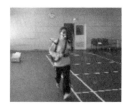

さまざまな日常生活の消費カロリー計測の様子
写真提供：オムロンヘルスケア㈱

ど動作による信号のパターンとを比較して，生活活動の内容を分析し，その強度や消費カロリーが測れるようになりました．

　微小な電気機械システムである MEMS（Micro Electro Mechanical Systems）技術により，加速度センサも小型化が実現され，スマートフォンなどにも搭載されています．

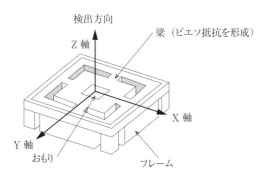

検出方向
Z 軸
梁（ピエゾ抵抗を形成）
X 軸
Y 軸
おもり
フレーム

MEMS 技術による加速度センサの構造

3. 電池寿命との戦い

　歩数計や活動量計には電源をオン・オフする電源スイッチはついていません．電池を機器に入れた瞬間からずっと動き続けます．そのため，電池ができるだけ長持ちするようにいろいろな工夫がされています．たとえば，消費電力の小さい電子部品を選ぶこと，表示は使用者が操作スイッチを押したときのみとし通常は消えていること，機器を制御するコンピュータも通常は処理能力を落として低い消費電力で動くモードにすること，などです．

歩数計・活動量計の進展

　身体の動きを検出するセンサや，センサから得られた信号の解析技術の進展により，歩数だけではなくさまざまな情報が得られるようになりました．

HJA-800
リストバンド型

HJA-350IT
歩行に加えて生活活動
も計測

HJA-300
歩行に加えてジョギング
も計測

HJA-400
階段上りや早歩き
の運動を計測

HJ-108
加速度センサにより
歩行の強度を計測

HJ-113
2軸加速度センサにより
フリー装着を実現

HJ-302
歩数に加えて
エクササイズを計測

HJ-005
振り子センサによる
歩数計測

| ～2004 | 2007 | 2008 | 2009 | (年) |

歩数計／活動量計の進展（オムロンヘルスケア㈱）

1.　腰装着からフリー装着への進展

　振り子運動によるセンサでも，加速度センサでも，基本は身体の上下方向の動きを測っていました．そのため，歩数計は歩行による身体の上下の動きが顕著に表れる腰に装着する必要がありました．男性はズボンのベルトに装着できますが，女性の衣服では腰に装着することが難しく，使い勝手が悪いという問題がありました．

　二方向の加速度センサを搭載した歩数計は上下方向と左右方向の振動を測定できるので，機器を腰以外の場所に装着したり，ポケットに入れておいたり，かばんに入れておいたりしても正確に測定できるようになり，使い勝手が向上しました．

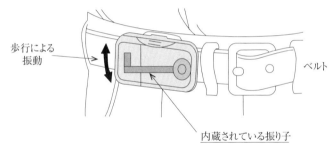

歩行による
振動

ベルト

内蔵されている振り子

腰装着型の歩数計

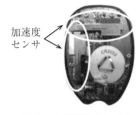

加速度
センサ

二方向の加速度センサを
搭載した歩数計
写真提供：オムロンヘル
スケア㈱

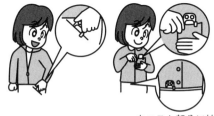

ウエスト部分に挟む

二方向の加速度センサをを搭載した歩数計に
よりさまざまな装着方法が可能

2. 気圧センサによる計測

　同じ歩行でも，平らな所を普通に歩いているときと，階段を昇っているときでは運動強度が変わります．平らな所を時速約 4 km で普通に歩いているときの運動強度は 3.0 METs ですが，階段を昇っているときは 8.8 METs になります．活動量をより正確に測るためには階段を昇っていることを検出する必要があります．

　標高が 1 000 m 変わると気圧は 100 hPa 変化します．つまり，気圧を測れば高さがわかります．そこで，加速度センサに加えて気圧センサを搭載し，階段を昇っているのか，平らな所を歩いているのかを検出できる活動量計が開発されました．加速度のパターンと気圧変化のパターンの二つの情報から，階段を昇っていることが検出できるようになりまし

た.

　気圧センサは,「血圧を測る」の第2章で説明した三種類の圧力セン
サの中の絶対圧センサを使用します. センサ内部を真空状態にして封止
し, 大気圧によるダイヤフラムの変形をピエゾ抵抗効果によって電圧に
変換して圧力を検出するのは血圧計で使用している圧力センサと同じ原
理です.

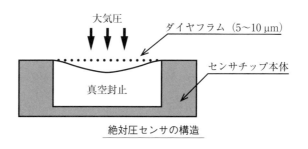

絶対圧センサの構造

3.　ウェアラブル化への進展

　MEMS技術によって加速度センサが小型化され, それにともない歩
数計・活動量計のデザインも多様化してきました. 腕時計やリストバン
ドのように手首に装着して使用する機器が登場しています. 手首は, 腰
などとは異なり, その動かせる範囲が広く, 身体の動きとは関係なく動
かすことができます. そのため, 手首で計測された加速度センサの信号
から, 生活活動の内容を分析し, その強度を正確に測るため, 特別な信
号解析技術が使用されています.

　ウェアラブル化された活動量計には, 脈拍数を測れる機種もありま
す. また,「睡眠を測る」の第5章でも説明していますが, 睡眠中の身
体の動きより睡眠の質を測れる機種もあります. 他にもさまざまな機能
が追加され, 活動量計は単に運動や生活による活動量を測る機器から,
使用者の1日の生活活動を記録するライフログへと進展しています.

歩数・活動量を測る意味

1. 健康を維持する歩行

血圧が高いと発症する脳や心臓の病気や，糖尿病，がん，などの病気の6〜10％は運動不足が原因とされています．運動不足が解消されれば寿命が約0.68年延びることが明らかになっています[4]．歩行を1日15〜30分間続けるだけでも健康にもたらす影響は大きいとされています．運動を継続して行うために，歩数計または活動量計の有用性がわかっています．歩数計や活動量計を持つ人は，持たない人と比較して1日2000歩程度多く歩いているという報告があります．これは歩数計を持つと，歩くことを意識するためといわれています．実際に歩いた歩数の確認が，歩行を継続する大きな動機となります．

2. 歩 行 の 強 度

近年，活動的な生活を送るために筋力や持久力を向上させる強度の高い歩行が推奨されています．ゆっくり「1日10000歩」歩いても下肢筋力と全身持久力の向上は見られなかったにもかかわらず，「1日8000歩」でも一週間のうちで60分ほど少し強い歩行をすると筋力および持久力が10％ほど向上した，との報告があります．これは，歩くのであれば，少し強い歩行をとり入れると，その運動効果が向上することを意味しています．

ただし，強度を高くすると身体への負荷も大きくなります．その人が持っている筋力と持久力に応じて適切な歩行強度とする必要があります．けがや病気によっては，一定強度以上の負荷をかけることが禁止されている場合もあります．自分に適した運動の強度を知るためにも活動量の測定が有効です．

どんなに弱い活動でもエネルギーを消費するため，行ったほうがよいのは確かです．何も活動しないことと比べればどんなにゆっくりでも歩くことには価値があります．

3.　子供と活動量計

　活動量計は子供から大人まで，さまざまな健康つくりの現場で活用されています．現在，子供たちの身体活動量の低下，体力の低下，肥満の増加が報告されています．肥満は早期に生活習慣病が発症する危険性が高まるだけでなく，肥満自体が活動量を減少させる要因となり，さらなる肥満を引き起こす悪循環に陥ります．子供たちの活動量の増加を継続させるためには，工夫が必要になります．活動量計にゲームの要素をとり入れたり，保護者も巻き込んで指導したりする，などの工夫が考えられます．テレビゲームなどの非活動的な余暇時間の増加や，夜型生活が問題となっている子供たちに，活動量計を用いたライフスタイルの改善が期待されています．

4.　ランニングと活動量計

　笹川スポーツ財団によると，2016年の日本のランニング人口は約900万人といわれ，10年前と比較して1.5倍ほど増えています[5]．2020年の東京オリンピックの開催や，スポンサーを持たない市民ランナーが活躍するなどの要因はありますが，ランニングを計測する機器の進化も要因の一つと考えられます．活動量計は歩数計と異なり，ランニングと歩行とを区別できます．そのため，正確な消費カロリーが表示されるので，減量に向けての目安や運動強度の設定に役立っています．ランニングに活動量計が活用されるのは小型で装着しやすく，ファッション性の高いものが多いことも要因の一つと考えられます．色とりどりのランニングウエアやシューズと合わせて，ファッションからランニングを始める人も多いのではないかと思われます．

5.　健康指導と活動量計

　高齢化が進むにつれ，骨や関節，筋肉などの運動器の老化に伴う衰えや，変形性関節症や骨粗鬆症などの病気による運動器自体の疾患により，「立つ」「歩く」などの移動機能が低下している状態であるロコモ

ティブシンドローム（locomotive syndrome）の症状が増えています.
また，高血圧などの生活習慣病も増加の一途をたどっています.

そこで病院や自治体において，生活習慣病の予防やロコモティブシン
ドロームの予防に活動量計が活躍しています. 病院や自治体が主催する
健康教室などでは，実際に患者と対面して指導できるのは月に1回ほど
です. 対面指導を受けていない期間の，自宅における健康管理が大切で
す. 自宅での運動記録をとってもらえば，指導者は患者がどのくらい運
動をしているかがわかります. また，自宅での運動記録は指導者と患者
とのコミュニケーションにも役立ちます. これらの対応は，患者の治療
への取り組みや健康教室への参加率を向上するためにも役立っていま
す.

6. リハビリテーションと活動量計

循環器や整形外科的な疾患がある患者は運動や活動を制限されること
があります. 一方で，社会復帰のために適切なリハビリテーションも大
切です. 運動しすぎてもよくないし，運動しないのもよくありません.
疾患の程度に合わせ患者に行ってほしい活動レベルの範囲を活動量計に
設定すると，自宅でのリハビリテーションが適切にできるようになりま
す. 活動量計を利用した患者の管理はまだまだ普及していません. 情
報・通信技術を適用した，活動量計による在宅での生活管理の普及が期
待されています.

☞ 日本地図作製に歩数が大活躍

伊能忠敬は日本地図を作製したとき，距離を測定するために歩数を活
用していました. そのため，正確に一定の歩幅で歩く練習を行い，1歩
が69cmであったと報告されています. 車輪が回転し移動距離を計測
できる量程車も利用していたようですが，足場が悪い海岸線などでは使
えないため，歩数による距離の測定が中心だったと考えられます. 伊能
忠敬が測量をはじめたのは55歳のときで，測量のために歩いた距離は
17年間で約4万km以上となります. 当時の日本人の平均寿命は50
歳ほどといわれていますが，伊能忠敬は歩くという運動を行っていたの

で長生きをしたのかもしれません.

第5章　睡眠を測る

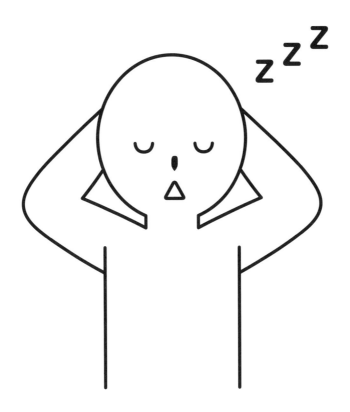

　人は人生の約 1/3 を睡眠にあてているといわれています．睡眠は人に限らず生物全般にとって非常に重要なものです．睡眠は「時間」だけでなく「質」も重要といわれています．このため，血圧，体温，体組成のような身体の状態にかかわる物理量を測ることと，睡眠を測ることとでは大きな違いがあります．睡眠のメカニズム，効果・効能については解明されていないことが多く，日々新しい研究，発見がされています．日常的に変化する睡眠を精度よく，かつ簡便に計測できれば，睡眠だけでなく，睡眠に影響する環境，生活習慣を客観的に知ることができ，自分にとっての最適な睡眠条件がわかる可能性があります．

　この章では，睡眠の意味，睡眠計測の歴史，睡眠計のしくみを説明します．

睡 眠 の 意 味

　睡眠の主な役割は，身体と脳の休息といわれています．そのほかにも，ストレスを軽くする作用や，細胞を再生・修復するための成長ホルモンを分泌し，新陳代謝を活発にさせたり，病気に対抗する免疫力を高めたりする作用もあります．身体と脳を健康な状態に維持するために睡眠は不可欠です．

　睡眠が不足すると，感情が不安定になったり，全身のだるさを感じ，

年齢	推奨睡眠時間	推奨できない時間
新生児（生後 0〜3ヶ月）	14〜17 時間	11 時間未満または 19 時間超
乳幼児（生後 4〜11ヶ月）	12〜15 時間	10 時間未満または 18 時間超
幼児（1〜2 歳）	11〜14 時間	9 時間未満または 16 時間超
就学前（3〜5 歳）	10〜13 時間	8 時間未満または 14 時間超
学童（6〜13 歳）	9〜11 時間	7 時間未満または 12 時間超
青年（14〜17 歳）	8〜10 時間	7 時間未満または 11 時間超
若年者（18〜25 歳）	7〜9 時間	6 時間未満または 11 時間超
中年者（26〜64 歳）	7〜9 時間	6 時間未満または 10 時間超
高齢者（65 歳以上）	7〜8 時間	5 時間未満または 9 時間超

年齢ごとの推奨睡眠時間（アメリカ国立睡眠財団）

集中力が続かなかったりします．逆に睡眠を必要以上にとると，次の睡眠や生活活動に影響を与え，体内のリズムが乱れ，睡眠不足と同じように体調に影響を及ぼします．アメリカ国立睡眠財団（National Sleep Foundation）は年齢ごとの推奨睡眠時間を公表しています[2]．

　年齢と睡眠時間の平均的な関係は，個人差はありますが，睡眠時間は年齢とともに短くなっていく傾向があります[3]．

　図に睡眠の質と時間との関係を示します．入眠から起床まで，約90分ごとの周期で，浅い眠りの区間であるレム（REM：Rapid Eye Movement）睡眠と，深い眠りの区間であるノンレム（non-REM）睡眠が繰り返されています．

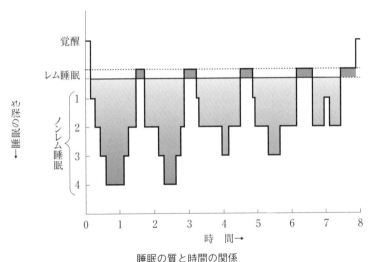

睡眠の質と時間の関係
古賀良彦．『睡眠と脳の科学』祥伝社新書，2014 より改変

　レム睡眠はまぶたを閉じて寝ている間に，眼球が急速に動いている睡眠状態のことで，ノンレム睡眠はそれ以外の睡眠状態のことです．ノンレム睡眠は，睡眠の深さにより4段階に分かれており，入眠直後の最初の睡眠周期で一番深い睡眠状態に入り，時間がたつにつれ徐々に浅くなっていくとともに，レム睡眠が占める割合が増えていきます．レム睡

眠は脳が活発に動いている状態で，記憶の整理や定着が行われていると考えられています．ノンレム睡眠は大脳が休息している状態で，脳や肉体の疲労が回復されていると考えられています．深い睡眠がどれだけとれていたのかが起床後の体調や活動に関係していて，ぐっすり睡眠をしたと感じるのも，この影響であるともいわれています．

☞　　睡眠と記憶と夢

　レム睡眠中では，脳は記憶の情報整理をしていて，その情報整理と同時にある種の学習や記憶の定着をしているという研究結果があります．睡眠は，日中に意識的あるいは無意識的に収集した情報を整理整頓し定着させる働きがあります．その情報整理の途中でのバラバラな情報が夢にでてくる，ともいわれています．枕元に筆記用具を置いておき，夢の中で素晴らしいアイデアが出たときには忘れないように，メモを書き留める人もいるようです．

睡眠計測の歴史

　睡眠計測の技術が大きく進歩したのは，脳波の計測ができるようになってからのことです．脳波とは，頭に電極を付けて，脳に流れる電気の流れを記録したもので，寝ているとき，起きているときの状態などにおける，脳の活動情報を読み取ることができます．脳波の発見が，その後の睡眠研究自体に大きく寄与しました．

　ドイツの精神医学者ハンス・ベルガー（Hans Berger, 1873-1941）は，1924に初めて人を対象とした脳波を記録し，1929年に第1報として論文を発表しました．発表当時はノイズではないかと疑問視されていましたが，1933年にイギリスのエドガー・ダグラス・エイドリア

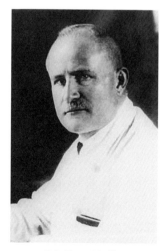

ハンス・ベルガー

ン（Edgar Douglas Adrian, 1889-1977）らによって，確かに脳波であることが証明されました.

　日本人で最初に脳波の研究に携わったのは山極一三（やまぎわかずみ）（1897-1968）です. 山極はエイドリアンとともに脳波の研究を行い，特に脳波の一つであるα波の研究に従事しました. 日本国内では，1936年に東北大学の助教授であった松平正壽（まつだいらまさとし）（1898-1995）が脳波計の試作機を初めて製作しました. 1951年には三栄測器が国産初の脳波計を商品化しました.

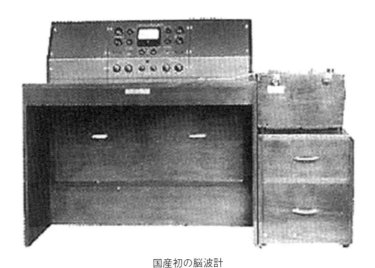

国産初の脳波計

　脳波を計測する技術は，現在の睡眠計測の主流として睡眠の確定診断に用いられている検査技術である睡眠ポリグラフ検査（PSG：Polysomnography）へと発展しました.

　1953年にアメリカのユージーン・アッシャーリンスキー（Eugene Aserinsky, 1921-1998）とナサニエル・クレイトマン（Nathaniel Kleitman, 1895-1999）によって，レム睡眠が発見され，睡眠の質に関する研究が本格的に始まりました. 睡眠中の脳波と眼球運動の状態などの組み合わせから，1968年にレヒトシャッフェン（Allan

Rechtschaffen, 1927-) とケイルズ（Anthony Kales, 1934-）が, 覚醒・睡眠を段階的に分ける国際分類を制定し, 現在の睡眠判定・診断の基準につながっています. 睡眠の状態を客観的に確認できるようになったので, 睡眠に関する病気の発見, 診断, 治療薬の開発など, 新しい研究が継続して行われています.

睡眠を測る仕組み

睡眠を測る方法には, 診断のために医師の指導によるものから, 自宅で簡単にできるものまであります.

1. 医師の指導のもとで睡眠を測る

不眠症などの睡眠に異常がある症状や, 睡眠時の呼吸障害, などの睡眠障害と呼ばれる病気の診断は, 睡眠中のさまざまな身体の状態を測る必要があります. 前節で述べた睡眠ポリグラフ検査, あるいはアクチグラフィを用いた方法が行われます.

・睡眠ポリグラフ検査

睡眠ポリグラフ検査は, 睡眠中のさまざまな身体の状態を確認し, 総合的に睡眠の状態を判定するために, 脳波, 眼球運動, 筋電図, 心電図, さらに必要に応じて呼吸運動, 皮膚電気活動, 酸素飽和度などを, 多数のセンサを用いて検査・記録します. 脳に流れる微弱な電気の波形である脳波と, 眼球運動, 筋電図を計測し, これらの情報を組み合わせて睡眠段階を決めます. 睡眠ポリグラフ検査を意味する英語のPolysomnography の, 「Poly」は「多くの」, 「somno」は「睡眠の」, 「graphy」は「図」を, それぞれ意味しています.

睡眠中の身体の状態を正確に判定するには, 多くの情報が必要で, 計測時間も長くかかります. 睡眠ポリグラフ検査は, 睡眠計測方法の主流で診断に用いられていますが, 専門の検査施設に宿泊する必要があります. このため, 手間がかかり気軽に計測できない, 寝室環境が変わってしまうので普段の睡眠と違ってしまう, などの欠点があります.

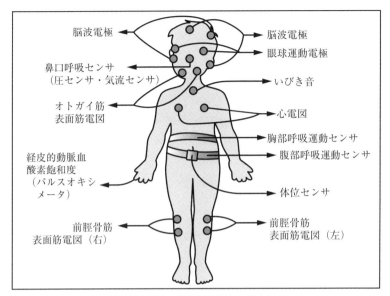

脳波電極

脳波電極
眼球運動電極

鼻口呼吸センサ
（圧センサ・気流センサ）

いびき音

オトガイ筋
表面筋電図

心電図

胸部呼吸運動センサ
腹部呼吸運動センサ

経皮的動脈血
酸素飽和度
（パルスオキシ
メータ）

体位センサ

前脛骨筋
表面筋電図（右）

前脛骨筋
表面筋電図（左）

睡眠ポリグラフ検査に使用されるセンサ

・アクチグラフィ

　アクチグラフィは，手首や足首に腕時計型の加速度センサをつけて実施します．睡眠中の手足の動きによる加速度信号から，眠っているのか，起きているのか，を判定する方法です．手首に装着するだけで，どこでも連続的に長期間，睡眠の計測ができるので，普段の睡眠状態やその変化，たとえば，平日と休日の睡眠の違いなどがわかります．ただし，脳波を計測していないため，睡眠の深さがわからず，睡眠の総合的な判定ができません．睡眠リズムを把握することなどの目的に限定されます．

　睡眠の様子を正しく測るためには，アクチグラフィを利き手と反対側の手首に装着します．

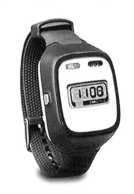

アクチグラフィ
写真提供：㈱フィリップ
ス・ジャパン

115

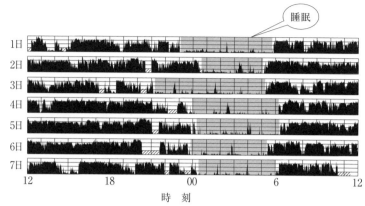

睡眠覚醒リズムの乱れ，睡眠中の睡眠の分断化を把握できる。波形のない時刻
の斜線はアクチグラフィを外していた時間帯を表す。

アクチグラフィによる測定例

外の明るさを検出するための光センサも搭載されているタイプでは，光
センサが袖などで隠れてしまわないよう注意が必要です．アクチグラ
フィを使う上で重要なのは，睡眠日誌を記録することです．アクチグラ
フィを装着した患者は，就寝時間，起床時間，眠らずに寝床の中で過ご
した時間，昼寝，起床時の気分，睡眠薬などの服用，日常生活とは違っ
た活動，アクチグラフィを外していた時間を記録します．アクチグラ
フィは身体の動きだけで睡眠と覚醒を判別することになるので，睡眠日
誌に記録されたこれらの情報が，診断の上で重要になります．

2.　自宅で睡眠を測る

個人が自宅で睡眠の状態を測る方法もあります．

・圧力センサによる計測

ベッドのマットレスの下に圧力センサを敷き，呼吸，寝返り，脈拍を
測定し睡眠を判定するマット型の機器があります．この機器では，呼
吸，寝返り，脈拍などの身体の動きによって生じるマットレスの変形
を，圧力の変化として検出します．

　睡眠の様子を正しく測るためには，センサの上の端が肩の位置に合うようにマットレスの下にセンサを配置します．マットレスが厚すぎると身体の動きを検出できなくなるため，センサの性能に合ったマットレスを使用します．

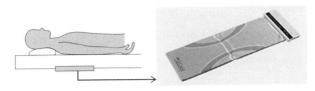

圧力センサによる睡眠計測
写真提供：パラマウントベッド㈱

・電波による計測

　人体に対して害のない微弱な電波を睡眠中に照射し，ドップラー効果を利用して非接触で人の呼吸，寝返りなどの身体の動きを検出し，睡眠を判定する機器もあります．ドップラー効果（Doppler effect）とは，対

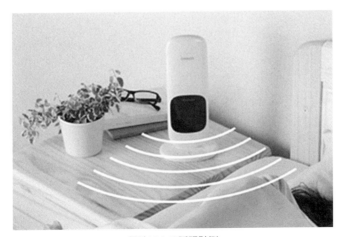

電波による睡眠計測
写真提供：オムロンヘルスケア㈱

象物に対して電波を照射すると，対象物から反射してきた電波の波長が，対象物が遠ざかっていくときは長くなり，近づいてくるときは短くなる現象のことです．たとえば，街中で救急車が通り過ぎるとき，近づいてくるときはサイレンの音が高く聞こえ，遠ざかっていくときは低く聞こえるのと同じ原理です．

　睡眠の状態を正しく測るためには，機器を設置する高さと，機器から身体までの距離が重要です．胸の動きが検出できるように，機器の底面と寝具の上面が同じ高さになるように調整します．電波を照射・検出する機器の前面を胸の方向にむけ，胸までの距離が 50〜100 cm になるように設置します．扇風機，ペット，カーテンなどの動くものから 2 m 以上離して設置します．2 人以上の人と同じ部屋で寝る場合は，他の人は機器から 2 m 以上離れるか，機器の設置位置や向きを変えて，1 人にしか電波が照射されないようにします．

　・加速度センサによる計測

　枕元に置いて，睡眠中の身体の動きによって生じるマットレスの動きを加速度センサで計測し，睡眠を判定する機器もあります．

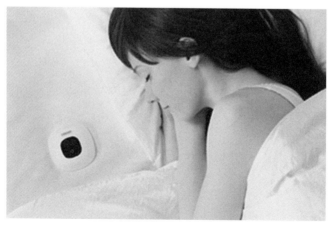

加速度センサによる睡眠計測
写真提供：オムロンヘルスケア㈱

　睡眠の状態を正しく測るためには，身体の中心から50 cm以内になるように枕元に機器を置きます．2人以上やペットと一緒に寝ると正しく測れません．身体がほとんど沈み込まないマットレスや布団を利用した場合も正しく測れません．

　睡眠を判定するスマートフォンのアプリケーションも，スマートフォン内の加速度センサの信号を利用しています．同じ原理を利用して，腕時計型やリストバンド型の手首にはめて使用する機器もあります．加速度センサを使用した機器は，睡眠の質によりすっきりと目覚められる時間を検出してアラームを鳴らす機能がついた機器もあります．

睡眠に影響を与える要因

　個人差はありますが，睡眠は体温や光などの環境や普段の生活習慣によって変わります．

1．体　　　　温

　体温は，1日の中でリズムがあり変動しています．朝から徐々に体温が上昇し，夜の7〜8時ごろに最も体温が高くなります．その後，体温が徐々に下がっていき，朝の4〜5時ごろが最も低くなります．眠気にもリズムがあり，午後2時ごろに一度眠気があり，深夜に向けて眠気がきます[8]．

　夜の眠気には体温の変化が密接に関わっています．就寝前に，手足などから熱が放散し，体温が下がり眠りにつきます．その後，起床にかけて徐々に体温が上がっていきます．この体温の変化には，室温が影響します．室温を下げ過ぎたり，上げ過ぎたりすると，体温の調節が難しくなり，睡眠に影響を及ぼします．

　よい睡眠を得るには，就寝前に体温を下げることが必要です．その一つの方法が入浴です．就寝前に入浴すると体温が上がると同時に，血管が拡張し熱放散しやすい身体になります．入浴後しばらくすると熱放散

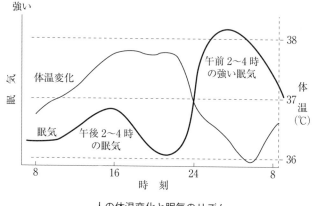

人の体温変化と眠気のリズム

により体温が下がっていくため，よい睡眠につきやすいと考えられます．就寝前の入浴は翌朝のすっきりとした目覚めに効果がある，というデータもあります．

2. 光

目に入った光による覚醒作用が知られています．起床後に光，特に太陽の光を浴びると，体内時計が調整されます．逆に，就寝前に強い光を浴び続けると，寝つきにくくなる，ということもわかっています．通常，就寝前には眠気を催す効果のあるメラトニンというホルモン物質が多く分泌されますが，強い光を浴びるとメラトニンの分泌が抑制されます．

強い光とは，部屋の照明，テレビ・スマートフォンの画面からの光などで，普通に身の周りにあります．就寝直前までテレビやスマートフォンを見続けていると，なかなか眠りにつけなくなる恐れがあります．

3. 運　　　　動

日中に運動をして疲れた日の夜は，ぐっすりと眠れることがあります．運動による身体と脳の疲労が睡眠に関係します．運動では，手足などの身体が動くだけでなく，脳から身体を動かす指令を出していますの

で，脳も疲労します．疲れた脳を休めるためにぐっすり眠るわけです．
寝る前にランニングなどの少し激しい運動をすると，逆に寝付きが悪く
なってしまいます．適度な運動とそのタイミング，また，日頃の運動習
慣が，よりよい睡眠につながります．

4. 食　　　事

昼食後は，よく眠くなります．覚醒と食事をとる摂食行動とには密接
な関係があります．覚醒に関連する体内物質としてオレキシンという神
経ペプチドがあります．オレキシンをつくる神経細胞は生体の栄養状
態，すなわち，空腹か満腹かという状態で，その活性状態が変わること
がわかっています．満腹時では，この神経細胞の活性が落ちてオレキシ
ンの分泌が減り覚醒レベルは下がります．空腹時には，この神経細胞の
活性が上がりオレキシンの分泌が増え覚醒レベルは上がります．これが
夜，空腹のとき，なかなか寝付けなくなる理由です．

昼食後に眠くなるのは，眠気のリズムにも関係があります．前に説明
したように午後2時ごろに軽い眠気のピークがあり，この眠気のリズム
と満腹状態の両方の影響が重なるため，昼食後は眠く感じるのです．

5. 病　　　気

・ナルコレプシー

夜，十分に睡眠をとっていても，日中に過度の眠気におそわれたり，
自分では制御できずに繰り返し眠りに落ちてしまったりする睡眠障害を
ナルコレプシーといいます．怒り，恐怖，喜び，笑い，驚きなどの感情
が原因となって筋力低下を起こす情動脱力（じょうどうだつりょく），眠りの直前にまだ意識が
あるのに身体に力が入らなくなる睡眠麻痺，眠り始めや目覚めるときに
夢か現実かの区別がつかない夢を見る幻覚の症状が見られます．ナルコ
レプシーで重篤な状態になることはありませんが，日常生活や仕事に支
障があり，自動車事故などのリスクが大きくなります．

ナルコレプシーの診断には，睡眠ポリグラフ検査など専門の施設で医

121

師による検査が必要です．授業中に何度注意されても眠ってしまう生徒
が，検査を受けたところナルコレプシーだったという例もあります．

　　・概日リズム障害

　概日リズム（circadian rhythm）障害とは，身体の睡眠・覚醒のリズ
ムである体内時計が地球の昼夜の明暗のサイクルと一致していないこと
です．海外旅行時の時差ぼけも概日リズム障害の一つです．交代勤務で
昼と夜の勤務が頻繁に入れ替わったり，長期入院していたりする場合に
も起こります．これらは，起床時に太陽などの強い光を十分に浴びてい
ないことが要因です．体内時計は太陽などの強い光を浴びることにより
調整を毎日行っています．太陽などの強い光を十分に浴びないと，体内
時計と地球の昼夜サイクルが徐々にずれていき，概日リズム障害となり
ます．

☞　**24時間周期ではない人の体内時計**

　人は朝起きて，日中活動し，夜に寝る，という活動を，24時間とい
う周期で毎日くりかえしています．しかし，人の体内時計の周期は少し
違います．睡眠に関する研究によると，外界から光が入らない実験室に
1ヶ月程度長期間過ごしてもらうと，徐々に睡眠・覚醒のリズムがずれ
ていくことがわかっています．個人差もありますが，体内時計の周期は
24±1時間といわれています．この周期と1日24時間の間でズレが
生じることを**フリーラン**と呼びます．通常は，覚醒時に太陽などの強い
光を浴びることで体内時計のズレを補正しています．

　　・睡眠時無呼吸症候群

　睡眠中にいびきをかいたり，呼吸が止まっていたりする人は睡眠時無
呼吸症候群（SAS：Sleep Apnea Syndrome）の可能性があります．そ
のほとんどが気道と呼ばれる空気の通り道が狭くなってしまうために発
生します．首回りの脂肪沈着，舌のつけ根，口蓋垂（のどちんこ），な
どによる狭窄が原因です．脳から呼吸指令が出なくなるために発生する
症例もあります．

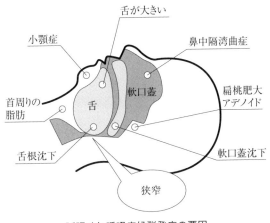

小顎症

舌が大きい

鼻中隔湾曲症

軟口蓋

扁桃肥大
アデノイド

首周りの
脂肪

舌

舌根沈下

軟口蓋沈下

狭窄

睡眠時無呼吸症候群発症の要因

　睡眠中に無呼吸状態が起こると体内の酸素濃度が減ります．酸素不足を補うため，身体は心拍数を上げます．寝ている本人は自覚がありませんが，脳や身体が断続的に覚醒し十分な睡眠がとれないので，昼間に耐え難いほどの眠気が生じるなど，日常生活に問題が生じます．

・むずむず脚症候群

　むずむず脚症候群（restless legs syndrome）は，脚がムズムズする，脚を虫が這う，といった脚に不快感がある症状です．他にも，熱い，ほてる，かゆい，痛い，冷える，といった症状もあります．この症状が起こるのは夕方から夜にかけて多いため，寝つきが悪くなったり，睡眠中に何度も起きてしまったりします．どの年齢層でも発症しますが，特に女性の60〜70歳に多く見られます．他にも妊婦で多く見られます[9]．

　むずむず脚症候群の原因はまだ明確になっていませんが，ドーパミンの機能低下が原因の一つといわれています．ドーパミンは脳の中で非常に重要な働きをしている部分に作用していますが，ドーパミンが不足すると脳の働きが低下し，筋肉の緊張を引き起こしたり，異常な感覚を起こしたりします．体内の鉄分が不足するとドーパミンが減少するため，

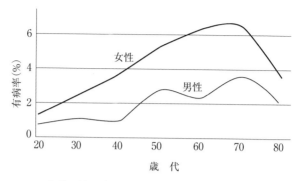

年齢・性別ごとのむずむず脚症候群の有病率

鉄分不足もむずむず脚症候群の原因の一つと考えられています．妊婦で
むずむず脚症候群が多く見られるのは，胎児に鉄分を多く摂られるた
め，体内の鉄分が不足するからとされています．他にも遺伝的要素も原
因の一つと考えられています．

引用・参考文献 ————————————

第 1 章　体温を測る

1) Morimoto T; Physiology and Pathophysiology of Temperature Regulation; World Scientific; 1998; 81

2) 中里良彦；発汗は重要な体温調節機能「汗をかけない」は要注意！；ヘルシスト；2015; 232; 20-23

3) 當瀬規嗣；なるほど！　なぜ人は「寒い」と感じるのか；ヘルシスト；2012; 211; 20-23

4) Scales WE, Vander AJ, Brown MB, and Kluger MJ; Human circadian rhythms in temperature, trace metals, and blood variables; J Appl Physiol; 1988; 65（4）; 1840-1846

5) テルモ株式会社；http://pioneer.terumo.co.jp/

6) 田坂定考ほか；健常日本人腋窩温の統計値について；日新医学；1957; 44; 633-638

第 2 章　血圧を測る

1) 栃久保修；血圧の測定法と臨床評価；1988; メディカルトリビューン

2) Tsuji I, Imai Y, and Nagai K, et al.；Proposal of reference values for home blood pressure measurement: prognostic criteria based on a prospective observation of the general population in Ohasama, Japan; Am J Hypertens; 1997; 10; 409-418

3) Global health risks: mortality and burden of disease attributable to selected major risks; the World Health Organization; 2009

4) Powles J, Fahimi S, Micha R, Khatibzadeh S, Shi P, Ezzati M, Engell RE, Lim SS, Danaei G, and Mozaffarian D, et al.；Global, regional and national sodium intakes in 1990 and 2010: a systematic analysis of 24 h urinary sodium excretion and dietary surveys worldwide; BMJ Open 3, e003733（2013）.

5) 厚生労働省「日本人の食事摂取基準」(2015 年版)

6) Bilo G, Sala O, Perego C, Zorzi C, Ochoa-Munera JE, Gluszewska A, Gao L, Vergani C, Lonati LM, and Parati G; Incorrect positioning of cuff for blood pressure measurement – clinical relevance and usefulness of novel cuff design; Journal of Hypertension; 2015; 33; e-Supplement1

7) Kaihara T, Eguchi K, and Kario K; Home BP monitoring using a telemonitoring system is effective for controlling BP in a remote island in Japan; J Clin Hypertens (Greenwich); 2014;16 (11); 814-9.

8) オムロンヘルスケア株式会社；https://www.healthcare.omron.co.jp

9) Kario K; Evidence and Perspectives on the 24-hour Management of Hypertension: Hemodynamic Biomarker-Initiated 'Anticipation Medicine' for Zero Cardiovascular Event; Progress in Cardiovascular Disease; 2016; 599 (3); 262-281

10) Mancilha-Carvalho JJ, et al. ; Blood pressure and electrolyte excretion in the Yanomamo Indians, an isolated population; J Hum Hypertens. 1989; 3; 309-14.

11) 高血圧治療ガイドライン 2019 日本高血圧学会；2019 ライフサイエンス出版

第 3 章　体組成を測る

1) Illner K, Brinkmann G, Heller M, Bosy-Westphal A, and Müller MJ; Metabolically active components of fat free mass and resting energy expenditure in nonobese adults; Am J Physiol Endocrinol Metab; 2000; 278 (2); E308-315.

2) 株式会社タニタ；http://www.tanita.co.jp/

3) Brozek J, Grande F, Anderson JT, and Keys A; Densitometric analysis of body composition: Revision of some quantitative assumptions; Ann NY Acad Sci; 1963; 110; 113-140

4) Nagamine S, and Suzuki S; Anthropometry and body composition of Japanese young men and women; Hum Biol; 1964; 36; 8-15

5) Oshima Y, and Shiga T; Within-day variability of whole-body and segmental bioelectrical impedance in a standing position; European Journal of Clinical Nutrition; 2006; 60 (8) : 938-941

6) Gallagher D, Belmonte D, Deurenberg P, Wang Z, Krasnow N, Pi-

Sunyer FX, and Heymsfield SB; Organ-tissue mass measurement allows modeling of REE and metabolically active tissue mass; Am. J. Physiol. Endocrinol. Metab; 1988; 275; E249-E258

7) Nakamura T, Tsubono Y, Kameda-Takemura K, Funahashi T, Yamashita S, Hisamichi S, Kita T, Yamamura T, and Matsuzawa Y; Magnitude of sustained multiple risk factors for ischemic heart disease in Japanese employees: a case-control study; Jpn Circ J; 2001; 65 (1); 11-7.

第 4 章　歩数・活動量を測る

1) 厚生労働省；健康づくりのための身体活動基準 2013; 2013

2) 山佐時計計器株式会社；http://www.yamasa-tokei.co.jp/

3) 朝比奈貞一；平賀源内の量程器（万歩計）―万歩計の歴史に寄せて―；フェリス女学院大学紀要；1972; 7; A55-A67

4) I-Min Lee, Shiroma EJ, Lobelo F, Puska P, Blair SN, and Katzmarzyk PT; Effect of physical inactivity on major non-communicable diseases worldwide: an analysis of burden of disease and life expectancy; Lancet; 2012; 380; 219-229

5) 笹川スポーツ財団；https://www.ssf.or.jp/

第 5 章　睡眠を測る

1) 山口成良；Hans Berger のヒトの脳波の発見とその後の脳波学の発展―Hans Berger の年代記も含めて―；精神経誌；2008; 110 (2); 134-143

2) Hirshkowitz M, Whiton K, Albert SM, Alessi C, Bruni O, DonCarlos L, Hazen N, Herman J, Katz ES, Kheirandish-Gozal L, Neubauer DN, O'Donnell AE, Ohayon M, Peever J, Rawding R, Sachdeva RC, Setters B, Vitiello MV, Ware JC, and Adams Hillard PJ; National Sleep Foundation's sleep time duration recommendations: methodology and results summary; Sleep Health; 2015; 1 (1); 40-43

3) Roffwarg HP, Muzio JN, and Dement WC; Ontogenetic development of the human sleep-dream cycle; Science, 1966; 152; 604-619

4) 睡眠測定システム「眠り SCAN（スキャン）」；愛知電機技報；2010; 31; 28

5）　株式会社バスクリン , https://www.bathclin.co.jp/

6）　パラマウントベッド株式会社 , https://www.paramount.co.jp/

7）　オムロンヘルスケア株式会社 ; https://www.healthcare.omron.co.jp

8）　Schulz H, and Lavie P; Ultradian Rhythms in Physiology and Behavior; Springer-Verlag; Berlin; 1985; 148-164

9）　Allen RP, Walters AS, Montplaisir J, Hening W, Myers A, Bell TJ, and Ferini-Strambi L; Restless legs syndrome prevalence and impact; Arch Intern Med; 2005; 165; 1286-1292

あ　と　が　き ‖‖‖

　本書において身近にあるさまざまな「からだを測る」機器の原理や，その背景と正しい使い方などを解説してきました．それらが社会においていかに活用され，社会を変えるとともに，人間の健康で健やかな生活の一助になっているかを理解していただけたと思います．

　いまはまさしく機器が小型化して身につけられるウエアラブルセンサの時代といってもよいでしょう．世の中には多種多様なセンサが存在し，これらを使って集められたビッグデータを人工知能（artifical intelligence; AI）で解析することが多くの話題を集めています．本書で述べてきた「からだを測る」技術の現代版がウエアラブルセンサのようにも思えます．しかし，「まえがき」で述べたように家庭で使用する血圧計は医療機器で，その精度は薬機法によって認められていなければいけません．なぜならば，それが診断の基本になるデータでもあるからです．一方で，ウエアラブルセンサは，機器の利便性やファッション性が重要視される傾向もあるようです．

　センサの精度とは　ここで求められるセンサの精度とは何でしょうか．一つの定義は，センサの目的に対する精度です．血圧，体温のような生体量を測るセンサであれば，その絶対精度ということになります．一方で，歩数計や活動量計のようにセンサを身に着けることによって運動に対する意識づけ，モチベーションを向上させるのが目的といわれるものでは，必ずしも絶対精度は必要ではないのかもしれません．しかし，精度のないセンサはセンサではありません．センサが運動の動機づ

けとモチベーションの向上が目的ならば，その目的を正しく達成できる
かどうかの能力を精度として検証する必要があります．このようにセン
サはその目的に応じて，精度の証明が必要になると思います．

　血圧計の場合，日本では薬機法，アメリカでは日本の厚生労働省にあ
たるアメリカ食品医薬品局（Food and Drug Administration; FDA）な
どに従って，一定の基準を満足する必要があります．さらに 2016 年に
は世界高血圧協会（World Hypertension League; WHL），国際高血圧
学会（International Society of Hypertension; JSH）の連名で，血圧計
に対してバリデーション（精度証明）を論文などで公表することが勧告
されました．このように血圧計は診断を左右する機器なので，医学界
は，その精度をきわめて重要視しています．

　ウエアラブルセンサにより生体を測ってビッグデータにし，さらに
AI で解析して新たなことがわかったとしても，そもそものセンサの精
度が実証されていないのであれば，その解析結果は疑わしいものになり
ます．センサである以上どのような目的で使用されても，精度は絶対に
重要であることは当然でしょう．

　センサの必要性　　センサは何のために必要なのでしょうか．センサ
つまり測ることは科学の原点であると考えます．科学が成立するために
は，客観的に測れることが，もっとも重要です．新しい測定法は新しい
データを生み，新しい知見につながります．逆に，測定手段を持たなけ
ればデータも持つことができず科学のしようがありません．未知のもの
を知ろうとするためには新たな測定法，すなわち新しい「ものさし」の
開発が必要になります．必要となるものを自ら発見し，いち早くその基
本となる「ものさし」を，技術を駆使して作り出す．そこに真の技術者
としての価値があるのではないでしょうか．

　医学から要求されるのではなく，医学の中で必要となる指標を発見
し，いち早くその「ものさし」を開発する．それを医学が活用すること

で新しい医学的な発見，病態の解明，治療法の開発へと進めば技術者，特に生体センシング技術に取り組んでいる技術者としては大きな喜びといえるでしょう．近年，二刀流が騒がれますが，医学と技術の双方を縦横無尽に行き来できるような二刀流の技術者が今後も必要になってくると思います．

スタンダード　どこまで行っても何が真の値かわからないのが生体センシングでもあります．たとえば血圧測定において，血圧は全身で分布しており，どの部位で測ってもその値は違います．さらに時々刻々と変化しており，測るたびに測定値は異なります．また，上腕のカフで測った血圧は，血管に圧力センサを直接入れて測定した値より低いこともよく知られています．では，いわゆる真の血圧とは何なのでしょうか．これも結果と目的に依存することになります．上腕カフで測定した血圧値の蓄積データと病気の発症などとの関係が，数十年にわたり研究された結果，現在の高血圧診断基準が決まり，それをベースにして高血圧医療が成立しています．

　ということは，結局，測定の標準はそれまでに蓄積されたデータベースに依存することになります．その場合，測定法を変更してはいけないことは当然です．つまり長期間にわたって測定され，医学の中で使われ，診療の中で活用されている測定法が標準ということになります．もし，これと異なる測定法が発明された場合には，既存の方法との一致性を確認するか，新たな臨床研究によるデータベースを構築することが必要になります．このように，工学的に開発された測定法と医学研究とは密接に関係しており，どちらを欠いても新たな価値は創出されないのです．

　周辺技術　本書では測定法を中心に解説してきましたが，センサ機器という観点からは必ずしもそれだけで成立するとはいえません．たと

えば，ウエアラブルセンサでも電源は必ず必要で，もし消費電力が大きければ，大容量の電池も当然必要になり，機器そのものが大きく重たくなるので，ウエアラブルという機能自身が成立しなくなります．測定法の点でも，多くの計算量を必要とすれば高機能の CPU が必要になり，実用的なセンサとして成立しなくなることもあります．何をどこに表示するか，などいわゆるユーザインタフェースも重要になります．

　たとえば，連続的な血圧測定センサを開発したとして，その平均値を表示するのか（これならば連続的に計測する意味がなくなるかもしれない）あるいは時々刻々変化する値を表示するのか（これでは読み取るのがたいへん），という課題があります．運動中の脈拍数を測ろうとする場合でも，運動しながらウェアラブルセンサに表示される小さな数字を読み取るのは困難でしょう．クラウド上にデータをアップしていくなどの機能も，通信用に電波を使うと全体の電力消費を増大させてしまう，など全体の機器としての性能に大きく影響を与えます．

　つまり，センシング技術だけでなく，最終的なセンサ機器として総合的に技術を検討することが重要です．MEMS による微小化技術，電源を常時オフとしておくなどのプロセッシング技術，周囲にある微小なエネルギーを変換して電力を得る技術など周辺には多くの技術要素があり，それらを総合的にかつセンサの目的に応じて研究開発することがきわめて重要です．

　最後に，若い人たちへのメッセージとして，本書で述べてきた身近にある「からだを測る技術」に触れて，生体医工学に少しでも興味を持ち，何を測るべきかを皆さんが持つ不思議さを感じる感性で見つけ，考え，それを実現できる技術者を目指してください．医学と工学との橋渡しに関心を寄せて，自らの発想で健康を実現する領域に技術者として信念を持ってチャレンジしていただけることを期待します．まだ誰も知らないことを新しい「ものさし」の開発を通じて発見し，人類の究極かつ永遠の望みである健康で健やかな生活の実現に貢献してくださることを

期待してやみません.

　2020 年 1 月

志 賀 利 一

索　引 ||||||||||||||||||||||||||||||||||||||||||||||||||||||||||||||||||||||

著者略歴

澤野井　幸哉（さわのい・ゆきや）

1985 年　奈良工業高等専門学校電気工学科卒業，同年，
　　　　株式会社立石ライフサイエンス研究所（現，
　　　　オムロンヘルスケア株式会社）入社，以来，
　　　　主に電子血圧計の開発に従事
2008 年　金沢大学大学院自然科学研究科博士後期課程
　　　　修了　博士（工学）
2017 年　オムロンヘルスケア株式会社　技術専門職

志賀　利一（しが・としかず）

1982 年　山口大学工学部電気工学科卒業
1986 年　北海道大学大学院工学研究科生体工学専攻修
　　　　士課程修了，同年，株式会社立石ライフサイ
　　　　エンス研究所（現，オムロンヘルスケア株式
　　　　会社）入社
1998 年　北海道大学大学院工学研究科生体工学専攻博
　　　　士課程修了　博士（工学）
2016 年〜　自治医科大学客員研究員
2018 年〜　オムロンヘルスケア株式会社　技術開発統
　　　　　轄部　統轄部長付専門職　R&D フェロー

からだを測る　健康管理機器の仕組みと働き

2020 年 3 月 5 日　　初　版　1 刷発行

発行者　藤　原　　昇

発行所　一般社団法人　電　気　学　会
　　　　〒 102-0076 東京都千代田区五番町6-2
　　　　電話(03)3221-7275
　　　　https://www.iee.jp

発売元　株式会社　オーム社
　　　　〒 101-0054 東京都千代田区神田錦町3-1
　　　　電話(03)3233-0641

印刷所
製本所　大日本法令印刷株式会社

電気学会の出版事業について

　電気学会は，1888 年に「電気に関する研究と進歩とその成果の普及を図り，もって学術の発展と文化の向上に寄与する」ことを目的に創立され，教育関係者，研究者，技術者および関係諸機関・法人などにより組織され運営される公益法人です。電気学会の出版事業は，1950 年に大学講座シリーズとして発行した電気工学の教科書をはじめとし半世紀以上を経た今日まで電子工学を包含した数多くの図書の企画，出版を行っています。

　電気学会の扱う分野は電気工学に留まらず，エネルギー，システム，コンピュータ，通信，制御，機械，医療，材料，輸送，計測など多くの工学分野に密接に関係し，工学全般にとって必要不可欠の領域となっています。しかも年々学術，技術の進歩が加速的に速くなっているため，大学，高専などの教育現場においては，教育科目，内容，授業形態などが急激に様変わりしており，カリキュラムも多様化しています。

　電気学会では，そのような実情，社会ニーズなどを調査，分析して時代に即応した教科書の出版を行っていますが，さらに，学問や技術の進歩に一早く応えた研究者，エンジニア向けの専門工学書，また，難解な専門工学を分りやすく解説した一般の読者向けの技術啓発書などの出版にも鋭意，力を注いでいます。こうしたことは，本学会が各界の一線で活躍する教育関係者，研究者，技術者などで組織する学術団体だからこそ出来ることです。電気学会では，これらの特徴を活かして，これからも知識向上，自己啓発，生涯教育などに貢献できる図書を出版していきたいと考えています。

会員入会のご案内

　電気学会では，世代を超えて多くの方々の入会をお待ちしておりますが，特に，次の世代を担う若い学生，研究者，エンジニアの方々の入会を歓迎いたします。電気電子工学を幅広く捉え将来の活躍の場を見出すため入会され，最新の学術や技術を身につけ一層磨きをかけてキャリアアップを目指してはいかがでしょうか。すべての会員には，毎月発行する電気学会誌の配布や，当会発行図書の特価購読など，いろいろな特典がございますので，是非一度下記までお問合せ下さい。

〒102-0076　東京都千代田区五番町 6-2　一般社団法人　電気学会
https://www.iee.jp　　　　　Fax：03（3221）3704
▽入会案内：総務課　　　　Tel：03（3221）7312
▽出版案内：編修出版課　Tel：03（3221）7275